Hasan S. A. Jawad
Saad A. Naji
Lokman H. Idris

Glândula uropigial e uropigialectomia

Hasan S. A. Jawad
Saad A. Naji
Lokman H. Idris

Glândula uropigial e uropigialectomia

Efeitos da uropigialectomia na produção, anatomia e histologia do TGI, bem como na hormona de crescimento da galinha Akar Putra

ScienciaScripts

Cover image: www.ingimage.com

This book is a translation from the original published under ISBN 978-3-659-85240-4.

Publisher:
Sciencia Scripts
is a trademark of
Dodo Books Indian Ocean Ltd. and OmniScriptum S.R.L publishing group

120 High Road, East Finchley, London, N2 9ED, United Kingdom
Str. Armeneasca 28/1, office 1, Chisinau MD-2012, Republic of Moldova, Europe
Printed at: see last page
ISBN: 978-620-8-35962-1

ÍNDICE DE CONTEÚDOS

AGRADECIMENTOS

Expresso a minha profunda gratidão ao Professor Dr. Md Zuki Abu Bakar, ao Professor Associado Dr. Azhar bin Kassim e ao Dr. Lokman Hakim Bin Idris, por me terem dado a oportunidade de concluir este livro. Dedicaram o seu tempo a uma orientação, aconselhamento, supervisão e apoio inestimáveis ao longo de todo o curso deste estudo.

É um prazer expressar a minha gratidão ao Prof. Dr. Saad Abdulhussein Naji, que deu conselhos que melhoraram este livro.

Os meus agradecimentos estendem-se a todos os professores de Veterinária e a todo o pessoal da Universidade Putra da Malásia por tudo o que fizeram por mim e que não foram aqui mencionados, mas que são profundamente apreciados.

LISTA DE ABREVIATURAS

PU	Partial Uropygialectomy
UG	Uropygial gland
ANOVA	Analysis of variance
CBC	Commercial broiler chicken
cm	Centimeter
d 1	Day one
DO1	Day one old
g	Gram
GIT	Gastrointestinal tract
H & E	Haematoxylin and Eosin
L	Liter
ml	Milliliter
N	Normal solution
NBF	Neutral Buffered Formalin
nm	Nanometer
PBS	Phosphate buffered normal saline
SE	Standard error
SPSS	Statistical Package for the Social Sciences
vol	Volume
♂	Male
♀	Female
trt	Treatment
Rept	Replicate
RW	Relative weight
BW	Bird weight
BL	Bird length
NL	Neck length
BAL	Back length
BRD	Breast diameters
KBL	Keel bone length

WL	Wing length
LL	Leg length
CD	Comb diameters
BED	Beak diameters
WD	Wattle diameters
L	Length
W	Wide
E	Esophagus
P	Proventriculus
G	Gizzard
D	Duodenum
J	Jejunum
I	Ileum
C	Cecum
CO	Colon
R	Rectum
GH	Growth Hormone
GHRH	Growth Hormone Releasing Hormone
IGF-I	Insulin-like Growth Hormone
HRP	Horseradish Peroxidase
Vl	Villi length
AAV	Absorptive area of villi
DL	Depth of Crypts of lieberkuhn
MM	Muscularis mucosa
TMT	Total mucosa thickness (VL+DL+MM)
SM	Submucosa
MA	Muscularis
S	Serosa
TWT	Total wall thickness (TMT+SM+MA+S)

CAPÍTULO 1

INTRODUÇÃO

A Akar putra é uma galinha local da Malásia; o processo de cruzamento aconteceu por acaso quando as galinhas selvagens da selva entraram nos terrenos da Universidade de Putra Malaysia e acasalaram com a sua galinha (ayam kampong) sob a supervisão do Prof. A Akar putra tem um processo de crescimento mais robusto do que os seus progenitores porque o período de maturação é mais curto (menos 13 semanas). Pode pôr 120-200 ovos por ano e é mais resistente a doenças (Jawad *et al.*, 2015).

As aves estão expostas a pressões terrestres semelhantes às dos mamíferos e dos répteis, mas a estrutura do seu tegumento difere marcadamente destes grupos animais (Menon e Menon, 2000). Uma das principais diferenças é o desenvolvimento da glândula uropigial (UG) que, tal como as glândulas sebáceas dos mamíferos, produz óleos (King e McLelland, 1985; Sara *et al.*, 2006). A glândula uropigial é a única glândula subcutânea no corpo das aves (Mclelland, 1990). Tem muitos nomes, como glândula de preen, com base na sua função de preening das penas da ave (Lucas e Stettenheim, 1972a; King e Mclelland, 1984), glândula de óleo, devido à sua secreção oleosa (Schultz *et al.*, 2002). Além disso, chama-se glândula uropigial devido à sua posição, que é na base da cauda, dorsalmente entre a quarta vértebra caudal e o pigóstilo (Lucas e Stettenheim, 1972a; Sawad, 2006a). A função da glândula é ainda objeto de controvérsia. Há muitas funções aceites para as secreções da glândula, como conferir propriedades repelentes de água ao pelo das penas e manter a sua flexibilidade. Além disso, propõe-se que esteja associada à produção de feromonas, ao controlo da higiene da plumagem, ao isolamento térmico e à defesa contra predadores (Jacob, 1992; Montalti *et al.*, 2000; Soler *et al.*, 2012; Vincze *et al.*, 2013). A glândula uropigial está completamente ausente em Struthionidae, Rheidae, Casuaridae, Dromaidae e em algumas espécies de Columbidae e Psittacidae (Johnston, 1988). Montalti e Salibiàn (2000) mencionaram que o óleo da glândula uropigial não é importante para as aves que não a possuem. Enquanto

Goodwin (1970) afirmou que, em algumas aves, a glândula uropigial não é ativa. Posteriormente, Moyer *et al.* (2003a, b) explicaram que as aves que não possuem glândula uropigial utilizam banhos de espanador para manter e limpar as suas penas.

As raças comerciais modernas de frangos de carne caracterizam-se por um crescimento super-rápido e por uma elevada eficiência do rácio de conversão alimentar, em resultado de uma intensa seleção genética. Wepruk e Church (2003) observaram que o peso corporal final de frangos de corte em 1976 era de 2 kg aos 63 dias de idade, enquanto a mesma média de peso corporal foi atingida aos 35 dias de idade em 2001. Esta melhoria na taxa de crescimento reflectiu-se negativamente na resistência às doenças e na resposta imunitária destas aves, uma vez que foi observado um coeficiente de ligação genética negativo entre as velocidades de crescimento e a resposta imunitária (Qureshi e Havenstein, 1994). Neste contexto, o aumento da taxa de mortalidade nestas estirpes de aves deveu-se ao aumento da sua suscetibilidade a doenças bacterianas e doenças metabólicas. Estas ocorreram em consequência de processos metabólicos irregulares, de um desequilíbrio no equilíbrio ácido-base dos fluidos corporais, tais como ascite, síndroma de morte súbita (SDS) e aumento das perturbações esqueléticas, como anomalias nas patas. Foi cientificamente provado que as taxas mais elevadas destas condições patológicas foram registadas em manadas e em frangos de crescimento rápido individuais na 3ª e 4ª semanas de idade (Robinson *et al.*, 1992; Julian, 1997, 1998; Leeson e Summer, 1997; Gonzales *et al.*, 1998, 2000). Com base na limitação do problema, esta investigação foi planeada para inovar uma técnica segura para aumentar o nível de desempenho da produção avícola em geral e do frango local da Malásia (Akar Putra) em particular sem utilizar métodos de melhoramento genético, que provaram ter impactos negativos na imunidade das aves.

Tanto quanto sei, existe uma escassez de informações sobre o frango Akar Putra, nomeadamente sobre o seu sistema digestivo, que não foi estudado. No entanto, sabe-se que esta espécie é caracterizada por uma taxa de crescimento lenta em comparação com o frango de carne. Relativamente à operação de uropigialectomia, foram descritos estudos anteriores que a aplicam como um dos métodos de melhoramento para aumentar o desempenho corporal dos frangos. Mesmo assim, no presente estudo, esse método foi modificado para ablação parcial da glândula uropigial (uropigialectomia parcial). O método anterior incluía a remoção completa da glândula uropigial, o que geralmente resultava em hemorragias graves com exposição da galinha a grande stress (AI-Daraji *et al.*, 2006). Por outro lado, a uropigalectomia parcial (o novo método) inclui a remoção parcial da glândula (metade dos lóbulos, metade do istmo e papilas) sem quaisquer efeitos secundários.

O objetivo deste estudo é descrever as alterações anatómicas e histológicas do sistema digestivo e os padrões de crescimento dos órgãos digestivos após a ablação parcial da glândula uropigial, que foi aplicada às semanas 3, 4, 5 e 6 de idade nos tratamentos T2, T3, T4 e T5, respetivamente. Neste estudo, também examinámos o desempenho semanal da produção, bem como a hormona de crescimento plasmática às semanas 7, 10 e 12 de idade para machos e fêmeas separadamente. Com base na hipótese de que a morfologia e a histologia dos órgãos do sistema digestivo, bem como o desempenho produtivo e a hormona de crescimento plasmática são afectados pela uropigialectomia parcial. É digno de menção que os objectivos deste estudo foram abrangidos separadamente para os machos e as fêmeas, a fim de ter maior importância económica na indústria avícola. Com efeito, sabe-se que a nova tendência da indústria avícola é a criação de aves de um só sexo. Por exemplo, algumas empresas adoptam a criação de machos e outras adoptam a criação de fêmeas, em conformidade com as necessidades do mercado e os desejos dos consumidores. Além disso, o presente estudo comparou cada parte, órgão ou tecido separadamente, sem qualquer interação, a fim de fornecer o máximo de informações e pormenores que mostrem quais as partes, órgãos ou tecidos mais afectados pela ablação parcial da glândula uropigial. Este estudo foi realizado com os seguintes objectivos:

- Definir o desempenho produtivo do frango Akar Putra como uma nova raça de frango e a sua eficácia por PU em diferentes idades.
- Definir as alterações anatómicas dos órgãos do sistema digestivo após a ablação parcial da glândula uropigial.
- Avaliar as alterações histológicas dos órgãos do sistema digestivo, bem como a hormona de crescimento plasmática em 3 idades (7, 10 e 12) semanas entre os tratamentos com PU e o grupo de controlo.

CAPÍTULO 2

ANTECEDENTES

2.1 Visão geral da glândula uropigial

A glândula uropigial (UG) é a única glândula sebácea do corpo (Mclelland, 1990). A forma fenotípica da UG e a estrutura química do seu óleo é um dos sinais de classificação das aves (Jacob e Ziswiler, 1982; Johnston, 1988; Brush, 1993). O tamanho da UG varia consoante a espécie das aves, por exemplo: tamanho de grão-de-bico na galinha, tamanho de ovo de galinha nos cisnes e tamanho de amêndoa nos patos (King e Mclelland, 1984; Calislar, 1986).

Desde 1860, acreditava-se que o peso da UG nas aves aquáticas era superior ao seu peso nas aves selvagens (Kennedy, 1971). No entanto, esta crença desvaneceu-se depois de um estudo efectuado por (Montalti e Saliblan, 2000) que estudaram o peso relativo da UG em relação ao peso total do corpo de 1164 aves graves de 126 espécies pertencentes a 64 famílias. Os resultados concluíram que não havia uma relação clara entre o peso da UG e a relação das aves com a água. Exceto no caso das aves que mergulham na água para capturar as suas presas, que tinham a glândula maior do que as aves que apanham as suas presas à superfície da água.

A maioria das aves tem UG, sendo inexistente em algumas aves como a avestruz (Struthioidae), os papagaios (Psittacidae) e alguns tipos de pica-paus (Picidae) e pombos (Columbidae) (Cater e Lawrie, 1950; Elder e William, 1954; Johnston, 1988).

2.1.1 Funções da glândula uropigial

Embora a função da UG não seja conhecida de forma definitiva, foram relatadas algumas funções por investigadores em diferentes aves:

A. O processo de preparação com óleo UG (ver figura 1) reforçará a suavidade e a flexibilidade das penas, protegendo-as de secar e rachar. Por outro lado, protege as penas de se molharem e dá-lhes cores brilhantes (Adrienne, 2002).

B. O comportamento de preening é um tipo de cortejo entre as aves, especialmente entre os patos no processo de acasalamento (Scott e Dean, 1991).

C. O óleo UG tem a capacidade de inibir o crescimento e a atividade de microrganismos, bactérias e fungos, que digerem a queratina e também ajudam a eliminar parasitas externos, como os piolhos, pelo que pode ser utilizado como inseticida (Hayes e Laws, 1991; Jacob *et al*., 1997; Gutierrez *et al*., 1998).

D. O óleo UG fornece vitamina D3 às aves. Os seres humanos e a maioria dos animais podem obter vitamina D3 através da irradiação direta com raios ultravioleta da luz solar, que converte a vitamina D3 precursora, produzida pelo fígado, noutro composto definido como vitamina D3 pré-vitamínica. Relativamente às aves, os seus corpos estão cobertos de penas, pelo que não conseguem tirar partido dos raios ultravioleta da luz solar. Neste caso, a UG da maioria das aves recolhe a vitamina D3 precursora da corrente sanguínea e concentra-a no seu óleo, uma vez que as células da glândula contêm receptores para estes precursores. Depois, as aves espalham o óleo da UG nas penas para converter a vitamina D3 do precursor em vitamina D3 pré-vitamínica através dos raios ultravioleta da luz solar. Durante um processo de limpeza subsequente, a ave come o óleo que contém a vitamina D3 pré-vitamínica e o fígado converte-a na versão ativa da vitamina D3 (Bandyopadhyay e Bhattacharyya, 1996, 1999).

E. O óleo da UG é considerado um meio de defesa em algumas aves. Por exemplo, uma das aves poupa (*Phoeniculus purpureus*), lança as secreções da sua glândula quando pressente perigo ao aproximar-se de qualquer intruso dos seus ninhos, porque o seu óleo de UG é caracterizado por um odor desagradável (Law-Brown e Meyers, 2003).

F. O óleo de UG tem como função perpetuar a superfície exterior do bico, das garras e dos dedos, espalhando esse óleo durante o processo de preparação (Raud e Faure, 1994).

G. O seu óleo actua como uma barreira entre a pele e as penas. Este facto é importante para manter a temperatura corporal, especialmente para as aves que vivem em regiões frias (Bertness, 1991).

H. A aplicação de óleo UG nas penas durante o processo de preparação ajuda a remover as penas durante o processo de muda (Prum el al., 1999).

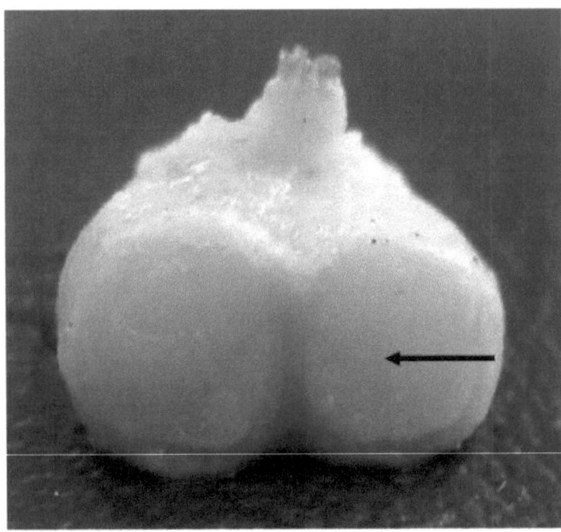

Figura 1. Óleo da glândula uropigial.

2.1.2 Morfologia da glândula uropigial

A UG localiza-se sob a pele numa massa de tecido adiposo na base da cauda ou por detrás da marca das penas da cauda. Pode ser visualmente deduzida na linha média do sacro, acima do músculo elevador da cauda. Além disso, pode ser sentida por simples palpação sobre a última vértebra sacral e a primeira vértebra caudal (Montalti *et al.*, 2000; Gezici, 2002). A glândula levanta a pele sobrejacente para criar o que é chamado de eminência uropigial (Lucas e Stettenheim, 1972a) (ver figura 2).

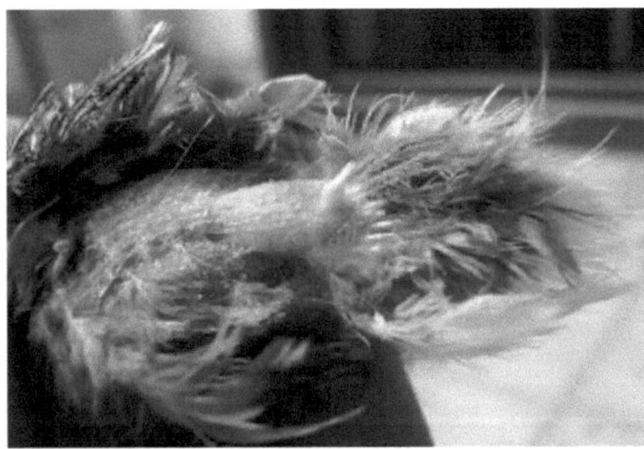

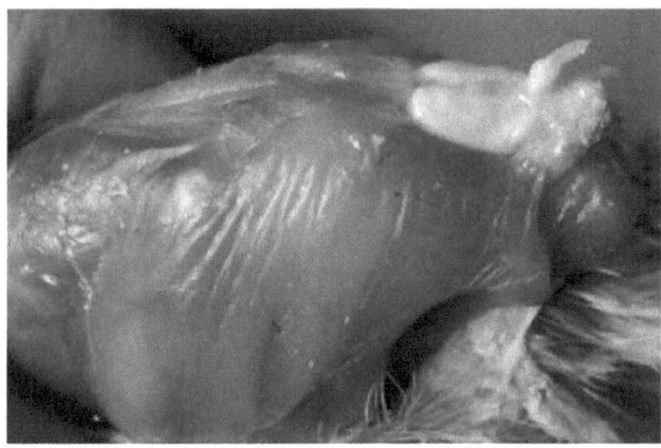

Figura 2. A glândula uropigial situa-se na base da cauda.

A glândula uropigial na maioria das partes das aves é constituída por seis partes principais, que são as seguintes (ver figura 3):

A. Cápsula: a glândula é coberta por uma camada de tecido conjuntivo que envolve seus lóbulos e continua com o septo interlobular até a área do istmo. Além disso, envolve as papilas na superfície dorsal da glândula (Jacob, 1976; Baumel *et al.*, 1993).

B. Lóbulos: A UG contém dois lóbulos, direito e esquerdo, com uma extremidade posterior larga e uma extremidade anterior estreita. Separam-se um do outro pelo septo interlobular, excluindo o terço posterior da glândula, onde os lóbulos se unem na zona do istmo. Cada lóbulo é constituído por uma cavidade primária, que ocupa o centro do lóbulo e se enche de excreção de gordura. A cavidade primária é envolvida por parênquima, que representa as paredes do lóbulo e é espesso na parte central e menos espesso nas partes superior e inferior. O parênquima é composto por um grande número de túbulos secundários separados por tecido conjuntivo. Estes túbulos produzem as secreções oleosas e depositam-nas, bem como as células mortas, na cavidade primária através de muitas cavidades secundárias. A cavidade primária subtrai a saída do lóbulo através de um ducto criado na sua extremidade posterior. O ducto passa pela área do istmo e continua ao longo das papilas até a abertura superior das papilas, que é chamada de (Porus ductus uropygialis) (Jacob, & Ziswiler, 1982; Stettenheim, 2000; Salibian, and Montalti, 2009).

C. Istmo: É um tecido conjuntivo que representa a área de confluência dos lóbulos da UG na terceira parte posterior da superfície medial da glândula. Além disso, está situado na base das papilas e é penetrado pelos ductos uropigiais (Salibian e Montalti, 2009).

D. Septo interlobárico: Esta parte da glândula funciona para separar os dois lobos, exceto o terceiro posterior. É uma extensão da cápsula da glândula, continua dorsalmente para a área do istmo e medialmente ao longo da glândula (Sisson, 1975; Nickel *et al.*, 1977).

E. Papila uropigial: Localiza-se na superfície dorsal, perto da extremidade posterior da glândula e tem uma forma cilíndrica curta. Será penetrada pelos ductos que saem da extremidade de cada lóbulo para se abrirem no topo da papila (Porus ductus uropygialis) (Akester, 1987; Stettenheim, 2000).

F. Tufo ou mecha uropigial (circulo): É um tipo especial de pena de penugem que cobre a parte superior das papilas. Dispõe-se como um anel oval à volta das duas aberturas dos ductos na parte superior das papilas. A principal função do tufo uropigial é reter ou manter a excreção da glândula adiposa até ser retirada pelo bico da ave durante o processo de preening (Elder e William, 1954).

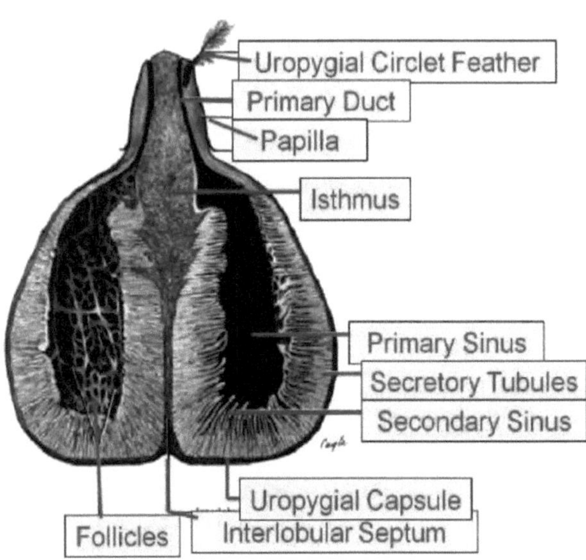

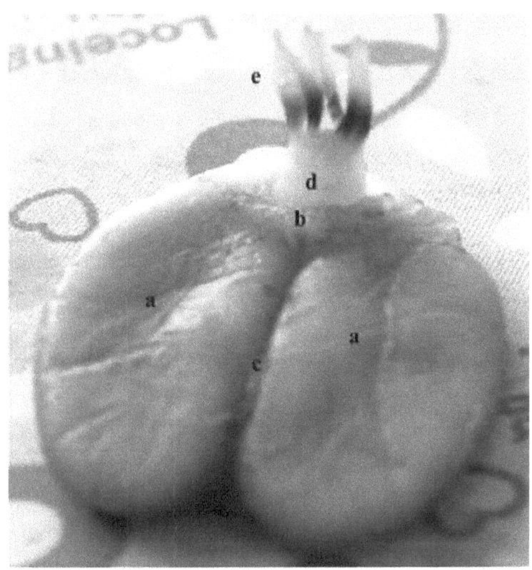

Figura 3. Desenho modificado e imagem real da UG ilustrando a organização anatómica. a: Lóbulos; b: Istmo; c: Septo interlobular; d: Papila; e: Tufo.

2.1.3 Histologia da glândula uropigial

A UG é coberta por uma cápsula de tecido conjuntivo, com poucas fibras de colagénio e elásticas que se estendem em diferentes direcções. Além disso, contém fibras musculares lisas, frequentemente localizadas perto das papilas entre a cápsula e a pele sobrejacente. A cápsula é penetrada por vasos sanguíneos e nervos (Cater e Lawrie, 1950; Getty, 1975; Dallman e Brown, 1976; Montaliti *et al.*, 2000). No entanto, alguns estudos negaram a existência de fibras musculares na cápsula de algumas espécies de aves, como a Morhin (Sawad, 2006a).

Os lóbulos da UG contêm uma cavidade central, que tem uma extremidade anterior torcida e uma extremidade posterior estreita (Getty, 1975). A cavidade central é rodeada pelo parênquima, que representa as paredes da glândula. É constituída por túbulos secretores, bem como por seios primários e secundários, separados por tecido conjuntivo. A intensidade do tecido conjuntivo é pequena na circunferência da glândula e aumenta gradualmente na direção da cavidade central. Os túbulos secretores dispõem-se em torno da cavidade central em forma radial (Jacob, 1976). Montaliti *et al.* (2000) relataram que os túbulos secretores são compostos histoquimicamente por fosfolípidos, glicolípidos, fibras ácidas de mucina e lípidos neutros, sendo esta composição semelhante em machos e fêmeas.

A UG é classificada como uma glândula holócrina, o que significa que segrega as células extintas ou dissolvidas com as suas secreções oleosas. Quando os alvéolos das células se enchem de um grande número de pequenas gotículas de gordura, estas unem-se umas às outras para formar uma grande gotícula de gordura. Depois disso, a célula completa começa a desfazer-se gradualmente, levando a libertar o seu produto para os seios secundários. Posteriormente, as secreções gordurosas e as células mortas serão encaminhadas para os seios primários situados no centro de cada lóbulo (Johnston, 1988) (ver figura 4). A produção de ambos os lóbulos será desviada para fora da glândula pelos ductos secretores, que se estendem e penetram nas papilas uropigiais para se abrirem no seu topo no porus ductus uropygialis. O óleo que sai das papilas fica no tufo uropigial, que é um tipo especial de penugem, até que a ave o recolha com o bico (Bhattacharyya *et al.*, 1972).

O epitélio basal de um folículo é constituído por quatro camadas: uma camada germinativa, uma camada intermédia, uma camada secretora e, finalmente, a camada degenerativa (ver figura 5) (Jacob e Ziswiler, 1982).

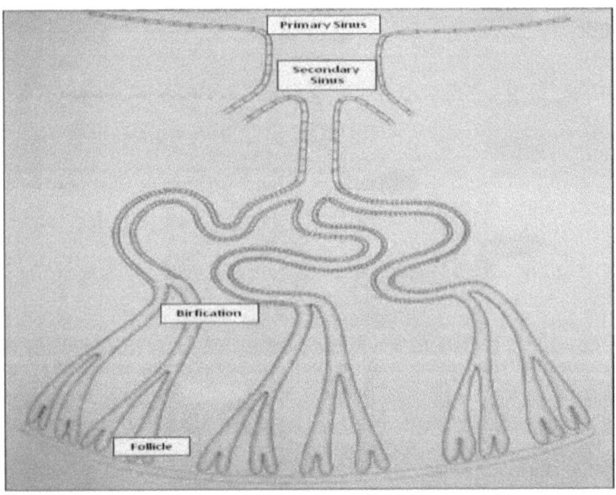

Figura 4. Estrutura generalizada da UG desde o folículo até ao seio primário. (Jacob e Ziswiler, 1982).

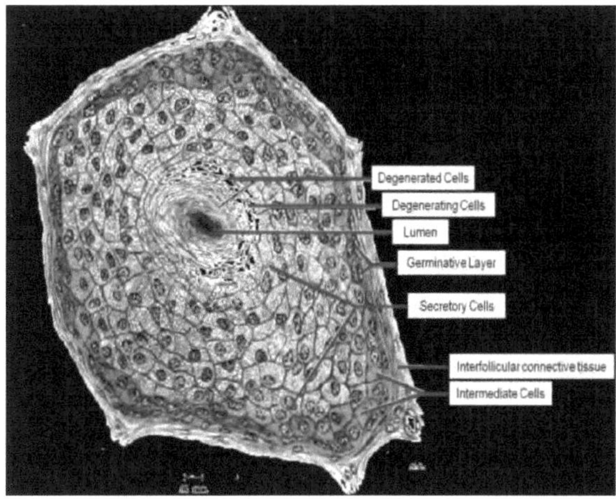

Figura 5. Ilustração de um folículo da UG de uma galinha White Leghorn de pente único. Escala = 0,01 mm. (Lucas e Stettenheim, 1972a).

2.2 Remoção cirúrgica da glândula uropigial (Uropigialectomia)

O impacto da remoção da glândula uropigial no desempenho produtivo ou nas caraterísticas fisiológicas das galinhas poedeiras, ou mesmo noutros tipos de aves de capoeira, em qualquer país do mundo, não foi abordado até 2001. Naji (2001) erradicou a glândula uropigial numa tentativa de tratar as galinhas não poedeiras (galinhas estéreis), depois de todos os métodos anteriores não terem conseguido tratá-las. As galinhas estéreis representam uma percentagem de 5-10% do efetivo total. Causam perdas económicas devido ao consumo de forragem em vão, bem como outros problemas. Por exemplo, esta galinha tende sempre a deitar-se (Broodiness), por esta razão, notou-se que um grande número de galinhas estéreis se apresentava nos ninhos. Por esta razão, notou-se que um grande número de galinhas estéreis se apresentava nos ninhos. Assim, estas galinhas vão expulsar as galinhas poedeiras do ninho, o que leva ao aparecimento de ovos sujos (ovos fora dos ninhos) e aos problemas que os acompanham, como a contaminação dos ovos, os ovos partidos e os ovos comidos, que são por vezes difíceis de ultrapassar. O investigador observou que a glândula uropigial destas galinhas estava demasiado desenvolvida e tinha o dobro do tamanho das galinhas poedeiras normais. Além disso, observou que esta galinha se caracterizava por um pente e barbilhões de tamanho reduzido, bem como por uma regressão notável das medidas morfológicas gerais do corpo. Entretanto, após dissecar algumas destas galinhas, notou que o ovário não estava desenvolvido e que o oviduto era muito pequeno ou uma relíquia. Um total de 1200 galinhas

Isa Brown estéreis, com 6-7 meses de idade, foram isoladas de quatro explorações avícolas e sujeitas à remoção cirúrgica da glândula uropigial (glândula de óleo). Depois de se confirmar que a taxa de produção de ovos desta galinha era nula. A primeira coisa que chamou a atenção foi a rápida alteração das medidas morfológicas externas. Após 3 dias da operação, a vermelhidão da cara, bem como o crescimento do pente e dos barbilhões, começaram a aparecer e, no final da primeira semana, todas as galinhas ficaram com a cara corada. O investigador observou que a produção de ovos começou no início da segunda semana após a operação. A taxa de produção foi de 6% e aumentou rapidamente, atingindo 49,8, 89,8 e 93,6 nas semanas 3, 4 e 5, respetivamente, após a operação. O investigador acredita que a remoção da glândula uropigial e a destruição das suas células irá reter as enzimas importantes no metabolismo dos lípidos e dos ácidos gordos importantes para a produção de prostaglandinas na circulação sanguínea, bem como impedir a sua concentração e captação no interior da glândula. De um modo geral, este processo irá estimular a hipófise a segregar a Hormona Folículo-Estimulante (FSH) e a Hormona Luteinizante (LH). Estas irão motivar o crescimento dos ovários para a produção de hormonas sexuais, como os estrogénios e os androgénios. Os estrogénios alteram o tamanho do corpo das galinhas, aumentam a distância entre os ossos pélvicos, aumentam a distância entre os ossos da pélvis e do esterno e provocam o desenvolvimento geral dos ossos e dos órgãos do corpo. Os androgénios estimulam o desenvolvimento das medidas exteriores do corpo, a vermelhidão e o crescimento dos pêlos, e integram o sistema reprodutor da galinha para preparar o corpo para a postura dos ovos. Além disso, a erradicação da glândula uropigial estimulará a secreção da hormona do crescimento a partir do lobo anterior da glândula pituitária. Esta hormona é responsável pelo crescimento do corpo da galinha em geral. As mesmas observações foram registadas por (Naji *et al.*, 2002) nas galinhas iraquianas locais e (Al-Daraji *et al.*, 2002) em diferentes bandos de galinhas. Um estudo realizado por Al-Mahdawy (2003) consistiu em três experiências para testar o impacto da ablação da glândula uropigial nas caraterísticas de desempenho produtivo de efectivos de frangos de carne. A primeira experiência teve como objetivo estudar o impacto da uropigialectomia em diferentes idades nas receitas de produção de frangos machos reprodutores de carne. Os resultados desta experiência indicaram a superioridade da maioria dos tratamentos em relação ao grupo de controlo em termos de ganho de peso e consumo cumulativo de ração. No entanto, não afectou a eficiência da taxa de conversão alimentar e a mortalidade total. Os melhores resultados foram obtidos quando a erradicação da glândula uropigial foi efectuada aos 17 dias de idade. A segunda experiência teve como objetivo estudar o efeito da uropigialectomia em diferentes idades no desempenho produtivo de frangos de carne. Os resultados desta experiência indicaram que todas as transacções superaram o tratamento de controlo no peso final na idade de comercialização (7 semanas). Os melhores resultados foram registados quando a uropigialectomia foi aplicada aos 21 dias de idade. O terceiro experimento teve como objetivo estudar o efeito da uropigialectomia aos 14 dias de idade sobre a porcentagem de gordura, a porcentagem de partes da carcaça e o sabor e suco da carne, bem como algumas caraterísticas fisiológicas de frangos de corte. Os resultados desta experiência indicaram a superioridade dos grupos de tratamento em relação ao grupo de controlo nas receitas: peso corporal, percentagem de preparação e percentagem das partes principais da carcaça e diminuição da percentagem das partes secundárias da carcaça em comparação com as aves do grupo de controlo. O tratamento da ablação da glândula uropigial teve um efeito significativo na melhoria das qualidades dos sucos e da tenrura e na aceitação pública da carne de frango, em comparação com o tratamento de controlo. No mesmo sentido, Abdul-Hassan (2005) estudou o efeito do método de uropigalectomia em algumas caraterísticas fisiológicas e reprodutivas de machos reprodutores de frangos de carne. O investigador observou que a erradicação da glândula uropigial conduziu a um aumento significativo da contagem de glóbulos vermelhos, da contagem de plaquetas, do volume de células compactadas (PCV), da concentração de hemoglobina e a uma diminuição significativa do rácio heterócitos/linfócitos. Simultaneamente, verificou-se um aumento significativo das concentrações de proteínas totais, colesterol, cálcio, fósforo e da atividade da enzima ALP no plasma sanguíneo. Além disso, resultou numa diminuição significativa do ácido úrico, das concentrações de glucose e da atividade das enzimas GOT e GPT. Além disso, Al-Daraji *et al.* (2006) examinaram os efeitos da uropigialectomia às 21 e 28 semanas de idade na qualidade do sémen de machos White Leghorn. A concentração de espermatozóides, o espermatócrito e as percentagens de atividade de massa e motilidade individual aumentaram devido à uropigialectomia em comparação com os dos machos de controlo (2,62 mil milhões/ml, 10,2%, 91,4% e 93% versus 2,34 mil milhões/ml, 8,6%, 86,7% e 88,2%, respetivamente). Além disso, a percentagem de espermatozóides mortos, espermatozóides anormais e anomalias acrossomais diminuíram nos machos tratados em comparação com os machos de controlo (11,4, 10,6 e 12,4% contra 14,4, 14,7 e 16,2%, respetivamente). Os resultados sugerem que a uropigialectomia de machos White Leghorn, independentemente da idade da uropigialectomia nesta experiência, pode ser benéfica para a qualidade do sémen.

CAPÍTULO 3

MATERIAIS E MÉTODOS

3.1 Animais e alojamento

Este estudo foi efectuado no galpão experimental situado a N 03.00551° , E101.70501° na Faculdade de Medicina Veterinária da Universidade de Putra, Malásia (UPM). Este estudo consiste em 120 pintos locais da Malásia com um dia de idade (estirpe Akar Putra). Foram distribuídos aleatoriamente em cinco grupos de tratamento por 24 (12 machos e 12 fêmeas)/tratamento, e cada tratamento consistiu em três réplicas de 8 (4 machos e 4 fêmeas) aves/replicas. As aves foram criadas durante 12 semanas (84 dias) e alojadas em gaiolas de arame com oito aves (4 machos e 4 fêmeas) por compartimento (5 "x 4 "x1,5"). As aves foram alimentadas ad libitum com as mesmas dietas (1-13 dias: inicial; 14 dias de abate: finalizador) com fornecimento contínuo de água. Para além disso, foi fornecida iluminação constante e ventilação contínua. Todas as aves foram mantidas em condições de maneio uniformes durante todo o período experimental.

O protocolo do estudo foi avaliado e aprovado pelo Comité de Ética da Faculdade para a utilização de animais (certificado de aprovação n.º R070/ 01 de janeiro a 31 de dezembro de 2015).

3.2 Conceção experimental

A ablação parcial da glândula uropigial (Uropigialectomia Parcial) foi efectuada nas aves experimentais na seguinte disposição: (T1) controlo: não foi aplicada a Uropigialectomia em 24 aves (3 rept/trt- 4; e 4: /rept).

(T2): A uropigialectomia foi efectuada em 24 aves (3 rept/trt- 4; e 4: /rept) na 3ª semana de idade.

(T3): A uropigialectomia foi efectuada em 24 aves (3 rept/trt- 4" e 4: /rept) na 4ª semana de idade.

(T4): A uropigialectomia foi efectuada em 24 aves (3 rept/trt- 4" e 4: /rept) na 5ª semana de idade.

(T5): A uropigialectomia foi efectuada em 24 aves (3 rept/trt- 4" e 4$/rept) na 6ª semana de idade.

3.2.1 Uropigialectomia parcial (UP)

A operação de uropigialectomia parcial foi efectuada de acordo com os passos seguintes (ver figura 6): a. Retenção da ave.

b. Anestesia local Utilizando lidocaína HCL (4mg/kg) SQ.

c. Remoção parcial da glândula uropigial (metade dos lóbulos, metade dos istmos e papilas) com bisturi esterilizado com álcool a 70% antes da utilização.

d. Após a remoção da glândula, a área da incisão é esterilizada com iodo.

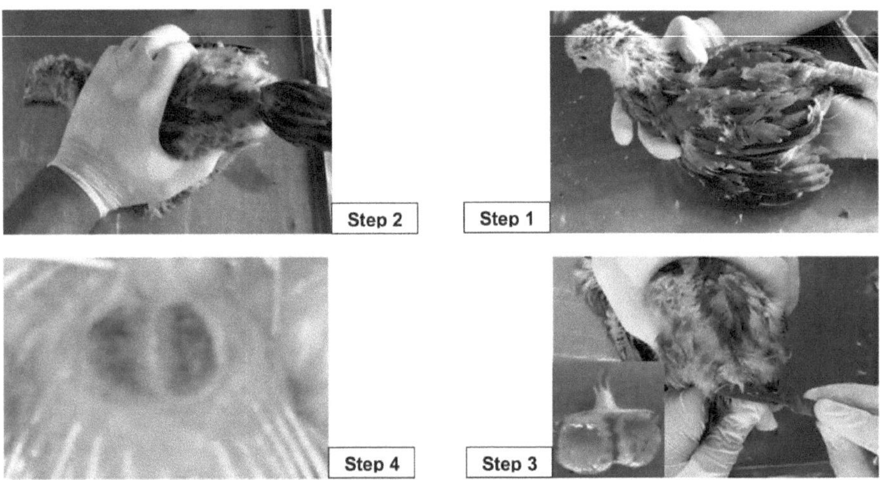

Figura 6. Fotografia das etapas da operação de uropigialectomia parcial.

3.3 Observações:

3.3.1 Desempenho da produção

O peso corporal e o consumo de ração dos machos e das fêmeas, separadamente, desde a 1ª semana até à 12ª semana de idade, foram medidos numa balança tradicional (ver figura 7). Estes dados foram utilizados para calcular o ganho de peso e o rácio de conversão alimentar para machos e fêmeas em todas as idades.

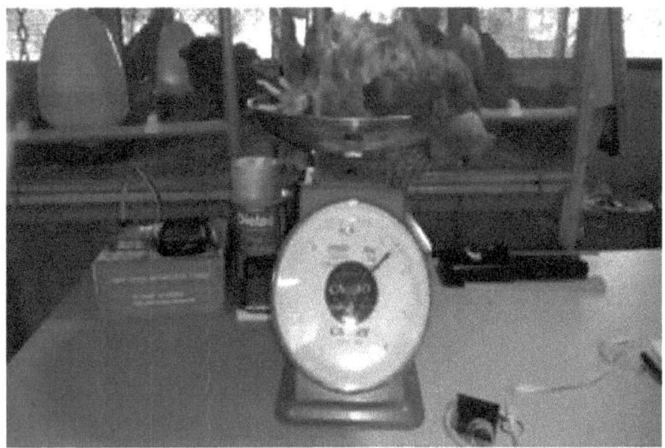

Figura 7. Fotografia do processo de medição do peso corporal.

3.3.2 Anatomia do sistema digestivo

No último dia da experiência, 12 aves/trt (2 $ e 2: /rept) foram eutanasiadas por administração intravenosa (veia ulnar cutânea) de pentobarbitona de sódio (80mg/kg). Foi efectuada uma incisão no meio da linha para expor os órgãos digestivos. As amostras completas recolhidas incluíam todo o trato digestivo, do esófago ao reto (esófago, proventrículo, moela, intestino delgado, pâncreas, fígado, resíduo vitelino, ceco e colo-rectal) (ver figura 8). A balança digital (precisão = 1 g) e a fita métrica (±1 mm) foram utilizadas para a medição anatómica, que incluiu o peso, o comprimento e a densidade de cada parte do sistema digestivo. Além disso, foi indicado o comprimento relativo de cada parte em relação ao comprimento total do trato gástrico e intestinal (TGI). Além disso, foi indicado o peso relativo de cada parte em relação ao peso total do TGI e ao peso total do corpo vivo.

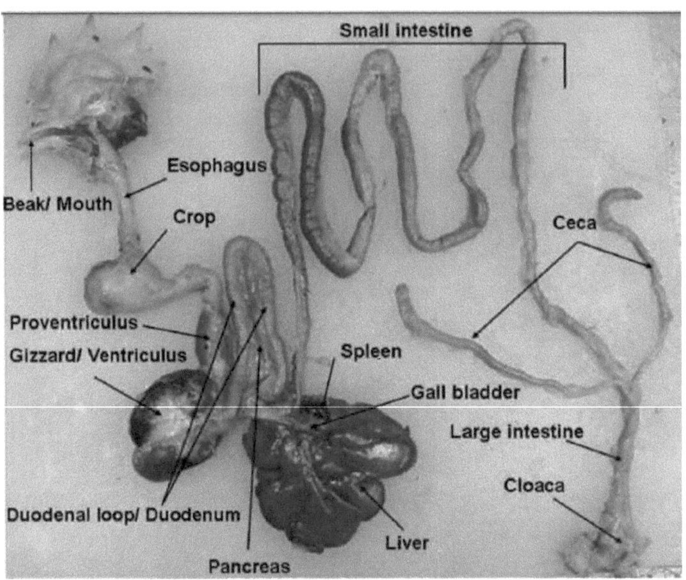

Figura 8. Partes do trato digestivo de uma galinha.

3.3.3 Concentração da hormona do crescimento (GH) e aspectos histométricos do sistema digestivo.

Às semanas 7, 10 e 12 de idade, foram colhidos 3 ml de sangue de 12 aves/trt (2 $ e 2: /rept) de uma veia da asa para medir a concentração de GH sérica (ver figura 9). O soro foi separado por centrifugação a 4000 rpm durante 15 minutos. Em seguida, a concentração de GH foi medida seguindo o procedimento de um kit Elisa da hormona de crescimento (GH) de galinha (CSB-E09866CH) fornecido pela CUSABIO Company. No último dia da experiência, 12 aves/trt (2 $ e 2: /rept) foram eutanasiadas através da administração intravenosa (veia ulnar cutânea) de pentobarbitona sódica (80mg/kg). A necropsia foi efectuada para expor os órgãos digestivos. Foram colhidas amostras de cada órgão do trato digestivo para exames histológicos. Todas estas amostras foram lavadas com solução salina normal tamponada com fosfato, pH 7,4 (PBS) e, em seguida, fixadas em formol neutro tamponado a 10% (NBF) durante 24 horas, e processadas utilizando procedimentos histológicos normalizados. Os órgãos tubulares foram embebidos verticalmente em cera de parafina (Baddeley *et al.*, 1986). Foram cortadas secções de 5µm de espessura com um micrótomo (Leica 2045). As secções foram montadas em lâminas de vidro e coradas com Hematoxilina de Harris e Eosina (Humason, 1972). A medição histométrica incluiu a espessura das camadas de tecido de cada parte do trato intestinal gástrico. As camadas foram: mucosa, submucosa, muscular externa (circular e longitudinal) e serosa. Os parâmetros da mucosa do intestino incluíram: comprimento das vilosidades, área de absorção das vilosidades, profundidade das criptas de Lieberkuhn e muscularis mucosa.

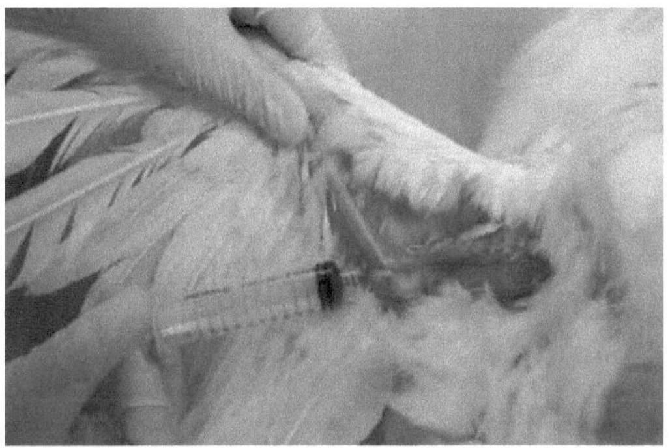

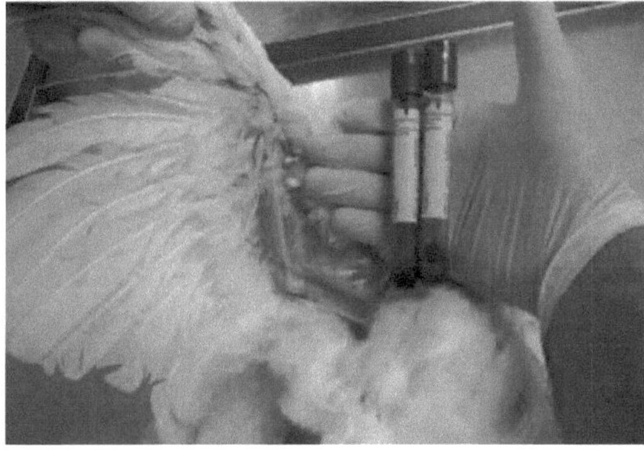

Figura 9. Fotografias do método de recolha de sangue.

3.4 Análise dos dados

Os resultados são apresentados neste estudo como valores absolutos, bem como os valores atribuídos aos pesos corporais. Todos os dados deste experimento são expressos como média ± erro padrão (EP). As variâncias das médias entre os cinco tratamentos foram analisadas por ANOVA unidirecional utilizando o teste de Tukey em que o nível de significância foi concebido a $P<0,05$ e $P<0,01$. Todos os dados foram verificados quanto à normalidade e homogeneidade das variâncias. As análises estatísticas dos dados foram efectuadas utilizando o software SPSS (2007) para Windows (14.ª versão).

CAPÍTULO 4

EFEITO DA ABLAÇÃO PARCIAL DA GLÂNDULA UROPIGIAL NO DESEMPENHO PRODUTIVO DA GALINHA AKAR PUTRA

4.1 Introdução

As organizações humanitárias internacionais sublinham a necessidade de encontrar soluções para o problema da escassez de alimentos no mundo, que se agrava de dia para dia devido à falta de recursos alimentares e ao crescimento contínuo da população (Organização Árabe para o Desenvolvimento Agrícola, 2015). Os especialistas no domínio da população e dos estudos de estatísticas humanas previam que o número da população mundial em 2050 seria de quase 9 mil milhões de pessoas. A indústria avícola é o pilar mais importante e altamente fiável para encontrar soluções para este problema, uma vez que se caracteriza por um crescimento rápido, uma alimentação de elevada eficiência de conversão e a possibilidade de criar um grande número de frangos em áreas relativamente pequenas, com um período de reprodução no palácio. Com base nisso, o mundo de hoje está a passar por um grande confronto entre as empresas internacionais competentes na indústria avícola para produzir novas estirpes de frangos com base na velocidade das receitas de crescimento (Wepruk e Church, 2003; Hybro, 2004). Azhar Bin Kasim em (2007) foi um passo nesta direção, porque se caracteriza por um período de maturação curto e pode pôr 120-200 ovos por ano, além de ter uma boa resistência a doenças (Jawad *et al.*, 2015).

4.2 Material e método

4.2.1 Alimentação e gestão de animais

A raça e o número de galinhas Akar Putra, o alojamento, o projeto experimental e o procedimento de ablação parcial da glândula uropigial (PU) foram os mencionados no capítulo três.

4.2.2 Parâmetros de produção:

Desde a 1ª semana até à 12ª semana de idade, o peso corporal e o consumo de ração dos machos e das fêmeas, separadamente, foram medidos numa balança digital (precisão = 1 g). Simultaneamente, estes dados foram utilizados para calcular o ganho de peso e o rácio de conversão alimentar dos machos e das fêmeas em todas as idades. O rácio de variação dos parâmetros de desempenho produtivo foi registado através da seguinte fórmula ((A-

B)/B)*100

A: dados do tratamento. B: dados do grupo de controlo.

4.2.3 Conceção da investigação e análise dos dados:

Esta investigação utilizou uma amostragem aleatória completa de uma via (Steel e Torrie, 1980). Os dados obtidos foram analisados através de uma análise de variância (ANOVA) unidirecional. Se o tratamento afectasse significativamente o frango, seriam aplicados LSD e o teste de intervalo múltiplo de Duncan (1955) (DRMT) (Gaspers, 1991; Genstat, 2003). As diferenças entre tratamentos foram consideradas significativas a um nível de $P < 0{,}01$.

4.3 Resultados

4.3.1 Peso corporal

Os resultados na semana 12 (tabela, 1) indicaram que os machos de frango Akar putra no grupo T2 apresentaram um peso corporal mais elevado, seguido de T5, T3 e T4, quando comparados com o grupo de controlo. Os rácios de variação dos tratamentos de PU em relação ao grupo de controlo foram T2= 20,302%, T5= 17,881, T3= 14,933 e T4= 13,447. No entanto, não há diferenças significativas entre T2 e T5, nem entre T3 e T4. Além disso, as fêmeas dos grupos T2, T4 e T5, à 12ª semana, apresentavam um peso corporal superior ao dos grupos de controlo e T3 (tabela 2). Os rácios de variação foram os seguintes: T2= 26,885%, T4= 26,671%, T5= 26,138% e T3= 4,303%. Não se observou impacto significativo entre T2, T4 e T5, nem entre T1 e T3. A análise estatística revelou uma diferença significativa ($P<0{,}01$) no peso corporal.

4.3.2 Consumo de alimentos

A Tabela 3 mostra que não foram observadas diferenças significativas no parâmetro de consumo total de ração dos machos. No entanto, foram registadas oscilações significativas entre os tratamentos ao longo do período experimental. Nas fêmeas, os grupos T4 e de controlo apresentaram diferenças muito significativas ($P<0{,}01$) em relação aos outros grupos no consumo total de ração das fêmeas, como se pode ver no quadro 4. O rácio de variação dos tratamentos de UP das fêmeas foi o seguinte T3= -25,455, T2= 14,943%, T5= 7,459 e T4= 6,93%. Considerando que, há uma diferença significativa ($P<0{,}01$) entre T5 e T3. No entanto, não foram indicadas diferenças entre T2 e T5, nem entre T2 e T3.

4.3.3 Aumento de peso

Os resultados nos quadros 5 e 6 mostram uma melhoria muito significativa (P<0,01) no parâmetro de ganho de peso total para os machos e fêmeas tratados com UP, em comparação com o grupo de controlo.

Nos machos, o maior rácio de variação num ganho de peso total do que o grupo de controlo foi observado em T2= 20,93% seguido de T5=18,52%, T3=15,498% e T4=14,17%. Não foram observadas diferenças significativas entre T2 e T5, nem entre T3 e T4.

Nas fêmeas, o mesmo rácio de variação no ganho de peso total em relação ao grupo de controlo foi obtido em T2 e T4=28,08% seguido de T5=27,488% e T3=4,81%. No entanto, não se registou qualquer efeito significativo entre os tratamentos T2, T4 e T5, embora se tenha registado uma diferença significativa entre estes tratamentos e o grupo T3.

Tabela 1: Peso corporal médio (± E.S.) dos machos (g/ave) para os tratamentos de controlo e de uropigialectomia parcial a partir da 112ª semana.

Semana	Tratamentos				
	T1	T2	T3	T4	T5
1	60.667±2.60	59.333±3.48	62.333±3.18	56.667±3.38	59.333±2.9
2	112.667±3.75	114.333±3.75	114±3.46	109.667±4.63	105.667±3.48
3	179±4.35	181.666±3.75	189±3.78	188.333±4.33	175.333±3.75
4	277.333±6.64^{c}	333.333±5.48^{a}	288±4.35^{bc}	299±5.50^{b}	280.667±6.36^{bc}
5	343.667±9.83^{c}	399.333±4.91^{b}	391.667±8.09^{b}	436±4.04^{a}	340.667±6.93^{c}
6	499.333±14.14^{d}	589.333±8.37^{b}	640.667±7.51^{a}	591.667±8.09^{b}	548.333±9.52^{c}
7	717.333±12.12^{c}	815.667±9.24^{a}	770.667±8.09^{b}	775.333±7.21^{b}	728±7.81^{c}
8	869.667±16.74^{b}	943.333±13.29^{a}	917.667±13.86^{a}	927.667±12.12^{a}	908.667±10.39^{ab}
9	1041.333±17.6^{c}	1093.667±10.97^{b}	1143.667±12.12^{a}	1094.667±13.8^{b}	1101.333±12.99^{ab}
10	1165.333±18.76^{c}	1282.667±14.43^{ab}	1325.333±15.3^{a}	1258±13.57^{b}	1260.333±11.83^{b}
11	1290.667±19.63^{b}	1427.667±12.12^{a}	1471±13^{a}	1434.667±15.01^{a}	1441±11.26^{a}
12	1390.667±20.21^{d}	1673±14.15^{a}	1598.333±12.41^{bc}	1577.667±12.41^{c}	1639.333±9.24^{ab}

- Os valores médios com o mesmo sobrescrito na linha diferem significativamente (P < 0,01).
- Os valores médios na semana 8 diferem significativamente (P<0,05)

Tabela 2: Peso corporal médio (± E.S.) das fêmeas (g/ave) para os tratamentos de controlo e de uropigialectomia parcial entre 1 e 12 semanas.

Semana	Tratamentos				
	T1	T2	T3	T4	T5
1	61.333±3.18	60.333±2.60	62.333±3.18	59.333±2.6	59.667±2.60
2	111.333±8.37	114.333±3.18	114.333±6.06	108.333±7.51	109.667±4.91
3	178±5.19	182.667±4.05	180.667±4.05	170.667±3.75	174.667±3.18
4	277.333±12.41^{b}	333.667±6.3^{a}	287.667±9.82^{b}	280.667±9.24^{b}	274.333±8.37^{b}
5	345.333±11.83^{b}	399.333±8.37^{a}	390.667±11.26^{a}	350.333±9.52^{b}	350.333±9.82^{b}
6	470.333±10.99	500.667±8.09	491±10.69	490.333±10.1	454.667±10.1
7	503.5±15.87^{b}	620±8.37^{a}	543±14.14^{b}	632±13.56^{a}	651.5±11.83^{a}
8	624.667±16.74^{c}	716±11.26^{b}	650.667±15.01^{c}	741.333±14.72^{ab}	781.333±12.41^{a}
9	716±15.3^{c}	830.333±8.37^{b}	740.333±14.14^{c}	878.333±13.56^{a}	909.667±11.83^{a}
10	815.667±18.76^{c}	934.667±7.21^{b}	836.667±17.03^{c}	999.333±12.99^{a}	999.333±10.68^{a}
11	877.333±19.91^{b}	1043.333±8.95^{a}	921.333±15.3^{b}	1079.667±15.59^{a}	1053.333±14.72^{a}
12	937.333±21.94^{b}	1189.333±14.14^{a}	977.667±17.61^{b}	1187.333±17.61^{a}	1182.333±15.3^{a}

- Os valores médios com o mesmo sobrescrito na linha diferem significativamente (P < 0,01).

Tabela 3: Consumo de ração (g/ave) médio (± E.S.) dos machos para os tratamentos de controlo e de uropigialectomia parcial de 1-12 semanas.

Semana	Tratamentos				
	T1	T2	T3	T4	T5
1	55.333±3.756	57.333±2.603	57.333±3.18	58.667±3.18	49.667±2.603
2	124.667±3.18^{a}	94.667±2.603^{c}	101.333±3.18^{bc}	125.333±3.18^{a}	105.333±2.603^{b}
3	159±6.083^{b}	137.667±3.48^{c}	154.333±3.18^{b}	174.667±4.631^{a}	180.667±5.207^{a}
4	195.667±5.487	197.333±4.333	186±3.786	203.333±4.333	204.333±3.48
5	231.333±6.642^{b}	275.333±2.603^{a}	175.333±5.487^{c}	215.333±6.642^{b}	229.333±2.906^{b}
6	394.667±10.105^{c}	498.333±4.333^{a}	449.667±5.207^{b}	372.333±6.642^{d}	404.333±6.064^{c}
7	485.333±11.26^{ab}	515.333±6.064^{a}	499.667±9.821^{a}	468.667±9.244^{b}	509.333±8.09^{a}
8	447.667±11.05^{bc}	460.333±3.18^{ab}	485.667±10.975^{a}	419.667±10.682^{c}	452.333±8.373^{b}
9	499.333±12.706^{b}	533.333±4.91^{a}	550.333±8.373^{a}	456.667±7.219^{c}	406.333±7.796^{d}
10	441.667±13.017	480.667±8.09	490.333±10.682	479.333±11.26	473.667±10.682
11	534.6667±15.592^{c}	543.333±8.95^{bc}	589.667±14.723^{a}	585.333±11.837^{a}	579.667±10.975^{ab}
12	507.333±15.301^{b}	520.6667±10.398^{b}	578.333±14.723^{a}	492.667±12.129^{b}	508±13^{b}
TOTAL	4076.667±114.062	4314.333±61.526	4318±93.254	4052±90.945	4103±81.697

- Os valores médios com o mesmo sobrescrito na linha diferem significativamente (P < 0,01).
- Os valores médios na semana 7 e 11 diferem significativamente (P<0,05).

Tabela 4: Consumo de ração (g/ave) médio (± E.S.) das fêmeas nos tratamentos de controlo e de uropigialectomia parcial a partir da 112ª semana.

Semana	Tratamentos				
	Tl	T2	T3	T4	T5
1	58.333±2.603	57.333±2.603	56.333±3.48	58.667±3.18	50.333±2.603
2	81.667±5.487[c]	95.333±2.603[b]	101.333±4.91[b]	125.333±3.756[a]	136.333±4.333[a]
3	125.667±7.219[c]	137.333±4.91[bc]	154.333±6.064[b]	174.333±5.487[a]	180.333±4.91[a]
4	197.667±4.41[bc]	197.667±2.333[bc]	187.667±4.631[c]	203.333±4.91[b]	237.333±3.756[a]
5	231.333±8.373[b]	275.667±4.055[a]	175.333±6.064[c]	215.333±7.219[b]	262.333±4.91[a]
6	276.667±11.26[a]	165.333±6.064[c]	196.667±8.09[b]	280.667±8.667[a]	148.333±7.219[c]
7	249.333±11.837[a]	203.333±8.373[b]	211.333±10.682[b]	194±10.693[b]	152.333±9.528[c]
8	290.333±13.569[a]	219.333±8.95[b]	157.667±11.837[c]	267.333±12.706[a]	300.667±9.821[a]
9	267.667±12.129[b]	239.667±9.244[b]	185.667±11.837[c]	376.333±9.838[a]	271.667±9.244[b]
10	358.667±15.015[a]	213.333±9.528[c]	203.333±12.414[c]	355.667±12.414[a]	266±10.116[b]
11	261.333±14.723[a]	241.667±11.837[ab]	215.333±15.301[b]	275.333±12.991[a]	172.667±12.414[c]
12	309.333±15.878[b]	257.333±12.991[c]	173.667±15.015[d]	369.333±14.146[a]	327.667±13.283[ab]
TOTAL	2708±122[ab]	2303.333±83.455[cd]	2018.667±110.282[d]	2895.667±105.96[a]	2506±92.121[bc]

- Os valores médios com o mesmo sobrescrito na linha diferem significativamente (P < 0,01).

4.3.4 Rácio de conversão alimentar

Dependendo da taxa de conversão alimentar total para os grupos de tratamento, foi indicado um efeito positivo significativo (P<0,01) nos tratamentos de PU para machos e fêmeas em comparação com o grupo de controlo, como se mostra nos quadros 7 e 8.

Os rácios de variação em relação ao grupo de controlo nos homens foram os seguintes T5= -15,1, T4= -12,9, T2= -12,5 e T3= -8,293. Enquanto que nas fêmeas foram T2= -33,591%, T3= -28,876%, T5= 27,412 e T4= -16,513. No entanto, foram indicadas diferenças significativas (P<0,01) entre os grupos T5, T4 e T2 em relação ao grupo T3 nos homens e entre os grupos T2, T3 e T5 em relação ao grupo T4 nas mulheres.

Tabela 5: Ganho de peso (g/ave) médio (± E.S.) dos machos dos tratamentos controlo e uropigialectomia parcial a partir da 112ª semana.

Semana	Tratamentos				
	T1	T2	T3	T4	T5
1	25±2.603	25±2.028	29±3.756	26±2.028	26±2.603
2	52±1.155^{a}	55±0.577^{a}	51.667±0.333^{a}	53±2.082^{a}	46.333±0.882^{b}
3	66.333±0.882^{d}	67.333±0.333^{d}	75±0.577^{b}	78.667±0.333^{a}	69.667±0.333^{c}
4	98.333±2.333^{c}	151.667±1.764^{a}	99±0.577^{c}	110.667±1.202^{b}	105.333±2.603^{b}
5	66.333±3.283^{c}	66±0.577^{c}	103.667±3.756^{b}	137±1.528^{a}	60±0.577^{c}
6	155.667±4.41^{d}	190±3.464^{c}	249±0.577^{a}	155.667±4.055^{d}	207.667±2.603^{b}
7	218±2.082^{b}	226.333±0.882^{a}	130±0.577^{d}	183.667±0.882^{c}	179.666±1.856^{c}
8	152.333±4.667^{b}	127.667±4.055^{c}	147±5.774^{b}	152.333±4.91^{b}	180.667±2.728^{a}
9	171.667±0.882^{c}	150.333±2.333^{d}	226±1.732^{a}	167±1.732^{c}	192.667±2.603^{b}
10	124±1.155^{d}	189±3.464^{a}	181.667±3.18^{b}	163.333±0.333^{c}	159±1.155^{c}
11	125.333±0.882^{c}	145±2.309^{b}	145.667±2.333^{b}	176.667±1.453^{a}	180.667±0.667^{a}
12	100±0.577^{e}	245.333±2.028^{a}	127.333±0.667^{d}	143±2.646^{c}	198.333±2.646^{b}
TOTAL	1355±20.218^{d}	1638.667±12.741^{a}	1565±12.991^{bc}	1547±11.289^{c}	1606±8.95^{b}

- Os valores médios com o mesmo sobrescrito na linha diferem significativamente (P < 0,01).

Tabela 6: Ganho de peso (g/ave) médio (± E.S.) das fêmeas nos tratamentos de controlo e de uropigialectomia parcial a partir da 112ª semana.

Semana	Tratamentos				
	T1	T2	T3	T4	T5
1	25±2.887	25±2.887	29±2.887	26±2.887	26±2.887
2	50±5.196	54±0.577	52±2.887	49±4.933	50±2.309
3	66.667±3.18	68.333±0.882	66.333±2.028	62.333±3.756	65±1.732
4	99.333±7.219^{b}	151±2.309^{a}	107±5.774^{b}	110±5.508^{b}	99.667±5.207^{b}
5	68±0.577^{c}	65.667±2.028^{c}	103±1.528^{a}	69.6667±0.333^{c}	76±1.528^{b}
6	125±1^{b}	101.333±0.333^{d}	100.333±0.882^{d}	140±0.577^{a}	104.333±0.33^{c}
7	33.167±4.933^{e}	119.333±0.333^{c}	52±3.48^{d}	141.667±3.48^{b}	196.833±1.732^{a}
8	121.167±0.882^{b}	96±2.963^{d}	107.667±0.882^{c}	109.333±1.202^{c}	129.833±0.667^{a}
9	91.333±1.453^{d}	114.333±2.963^{c}	89.667±0.882^{d}	137±1.155^{a}	128.333±0.667^{b}
10	99.667±3.528^{bc}	104.333±1.202^{b}	96.333±2.906^{cd}	121±0.577^{a}	89.667±1.202^{d}
11	61.667±1.202^{c}	108.667±1.764^{a}	84.667±1.764^{b}	80.333±2.603^{b}	54±4.041^{c}
12	60±2.082^{d}	146±5.196^{a}	56.333±2.333^{d}	107.667±2.028^{c}	129±0.577^{b}
TOTAL	901±15.885^{c}	1154±8.66^{a}	944.333±11.552^{b}	1154±12.124^{a}	1148.667±9.821^{a}

- Os valores médios com o mesmo sobrescrito na linha diferem significativamente (P < 0,01).

Quadro 7: Rácio de conversão alimentar médio (± E.S.) dos machos para os tratamentos de controlo e de uropigialectomia parcial de 1-12 semanas.

Semana	Tratamentos				
	T1	T2	T3	T4	T5
1	2.213±0.077	2.293±0.078	1.977±0.167	2.256±0.06	1.91±0.1
2	2.397±0.009^{a}	1.721±0.042^{c}	1.961±0.051^{b}	2.365±0.066^{a}	2.273±0.041^{a}
3	2.397±0.072^{b}	2.045±0.054^{c}	2.058±0.036^{c}	2.22±0.068^{bc}	2.593±0.065^{a}
4	1.99±0.01^{a}	1.301±0.014^{c}	1.879±0.027^{b}	1.837±0.02^{b}	1.94±0.016^{a}
5	3.487±0.0.086^{c}	4.172±0.076^{a}	1.691±0.01^{d}	1.572±0.066^{d}	3.822±0.013^{b}
6	2.535±0.015^{b}	2.623±0.025^{a}	1.806±0.025^{e}	2.392±0.02^{c}	1.947±0.005^{d}
7	2.226±0.073^{d}	2.277±0.018^{d}	3.844±0.058^{a}	2.552±0.063^{c}	2.835±0.073^{b}
8	2.939±0.017^{c}	3.606±0.089^{a}	3.304±0.056^{b}	2.755±0.019^{d}	2.504±0.015^{e}
9	2.909±0.059^{b}	3.548±0.088^{a}	2.435±0.056^{d}	2.735±0.015^{c}	2.109±0.012^{e}
10	3.562±0.072^{a}	2.543±0.004^{c}	2.7±0.012^{c}	2.935±0.074^{b}	2.979±0.089^{b}
11	4.266±0.095^{a}	3.747±0.122^{b}	4.048±0.165^{ab}	3.313±0.04^{c}	3.208±0.071^{c}
12	5.073±0.124^{a}	2.122±0.025^{e}	4.542±0.137^{b}	3.445±0.149^{c}	2.561±0.093^{d}
TOTAL	3.009±0.039^{a}	2.633±0.017^{c}	2.759±0.037^{b}	2.619±0.04^{c}	2.555±0.037^{c}

- Os valores médios com o mesmo sobrescrito na linha diferem significativamente (P < 0,01).

Tabela 8: Rácio de conversão alimentar médio (± E.S.) das fêmeas para os tratamentos de controlo e de uropigialectomia parcial de 1-12 semanas.

Semana	Tratamentos				
	T1	T2	T3	T4	T5
1	2.333±0.393	2.293±0.388	1.943±0.322	2.256±0.388	1.936±0.33
2	1.633±0.062^{b}	1.765±0.029^{b}	1.949±0.015^{b}	2.558±0.196^{a}	2.727±0.04^{a}
3	1.885±0.2^{b}	2.01±0.046^{b}	2.327±0.162^{ab}	2.797±0.258^{a}	2.774±0.15^{a}
4	1.99±0.104^{b}	1.309±0.005^{d}	1.754±0.052^{c}	1.849±0.048^{bc}	2.381±0.087^{a}
5	3.402±0.152^{b}	4.198±0.071^{a}	1.702±0.036^{d}	3.091±0.091^{c}	3.452±0.025^{b}
6	2.213±0.105^{a}	1.632±0.064^{b}	1.96±0.092^{a}	2.005±0.054^{a}	1.422±0.065^{b}
7	7.518±0.336^{a}	1.704±0.063^{c}	4.064±0.024^{b}	1.369±0.041^{c}	0.774±0.04^{d}
8	2.396±0.105^{a}	2.285±0.028^{a}	1.464±0.109^{b}	2.445±0.099^{a}	2.316±0.070^{a}
9	2.931±0.179^{a}	2.096±0.133^{b}	2.071±0.152^{b}	2.747±0.095^{a}	2.117±0.0.82^{b}
10	3.599±0.036^{a}	2.045±0.115^{c}	2.111±0.066^{c}	2.939±0.117^{b}	2.967±0.15^{b}
11	4.238±0.161^{a}	2.224±0.074^{c}	2.543±0.232^{c}	3.427±0.052^{b}	3.198±0.01^{b}
12	5.156±0.1^{a}	1.763±0.026^{e}	3.083±0.142^{c}	3.43±0.067^{b}	2.54±0.092^{d}
TOTAL	3.006±0.083^{a}	1.996±0.057^{c}	2.138±0.091^{c}	2.509±0.065^{b}	2.182±0.062^{c}

- Os valores médios com o mesmo sobrescrito na linha diferem significativamente (P < 0,01).
- Os valores médios na semana 3 diferem significativamente (P<0,05).

4.4 Discussão

A presente pesquisa observou que a glândula uropigial localiza-se na base da cauda, dorsalmente ao músculo elevador caudal. Ela pode ser evidenciada pela palpação acima da última vértebra sacral e da primeira vértebra caudal. Estes resultados coincidem com os relatados por (Nicket *et al.*, 1977; Montalti, e Saliban, 2000; Gezici, 2002) e apontados com (Aslan *et al.*, 2000) que relataram que a glândula está situada no músculo pigóstilo. A glândula uropigial da galinha Akar Putra tem a forma de um coração e o tamanho de uma fava. Calislar, 1986, referiu que a glândula tinha o tamanho de um ovo de galinha na ave pelicano e de uma amêndoa de feijão nos patos. A presente experiência revelou que a glândula uropigial contém lóbulos direito e esquerdo, separados por uma barreira interlobular, com exceção da zona de adesão dos lóbulos no istmo situado na terceira parte posterior da glândula, sendo estas observações coerentes com as de (Getty, 1975). A glândula uropigial tem uma papila uropigial que se situa dorso-caudalmente da glândula e tem um lobo uropigial. Os canais da glândula têm uma única abertura em cada lóbulo e possuem um par de canais. Enquanto (Shawkey *et al.*, 2003) afirmaram que a papila uropigial dos gansos era curta, larga e tinha duas aberturas para os seus canais, nas galinhas a papila é longa e fina, enquanto no peru a papila é larga, por outro lado, algumas aves, como o pato almiscarado, não têm a papila uropigial.

Os resultados mostraram que a ablação parcial da glândula uropigial não teve consequências graves para a sobrevivência do frango Akar Putra, não tendo ocorrido qualquer mortalidade durante o período experimental. Isso está de acordo com (Jacob, 1976; Chen *et al.*, 2003) que, considerando o papel fisiológico da glândula uropigial, parece que a glândula não está necessariamente presente em todos os grupos de aves. Este facto, observado em várias espécies, juntamente com a falta de uma correspondência ecológica clara, sugere que, quando presente, a função da glândula pode ser diversa mas não essencial. A este respeito, é interessante o facto de a extirpação da glândula não ter sido perigosa para a sobrevivência de gansos, galinhas e passeriformes.

Os resultados do presente estudo melhoram o facto de a remoção da glândula uropigial ter um efeito altamente significativo no desempenho produtivo dos frangos Akar Putra no que se refere a: peso corporal, ganho de peso, consumo de ração e rácio de conversão alimentar. A figura 10 mostra as curvas do rácio de variação do peso corporal médio dos machos de todos os grupos, que se encontravam dentro dos limites normais nas primeiras semanas antes de se proceder à operação de UP. Após a UP, observou-se um aumento significativo nas taxas de peso corporal dos machos para os tratamentos com UP. Nas 2-3 semanas seguintes, estas taxas diminuíram gradualmente, mantendo-se a superioridade dos tratamentos com PU em relação ao grupo de controlo. Em seguida, a curva do peso corporal dos machos dos tratamentos com PU voltou a aumentar a partir da semana 10 até à semana 12. A figura 11 também mostra um aumento notável nas curvas da razão de variação do peso corporal das fêmeas nos tratamentos com PU após a remoção da glândula. Na semana 6, ocorreu uma diminuição na curva da taxa de variação do peso corporal das fêmeas dos tratamentos com PU, seguida de um aumento muito notável na curva dessas taxas, especialmente em T2, T4 e T5. Estes aumentos continuaram até à 12ª semana. Estes resultados estão de acordo com (Al-Hassani *et al.*, 2008) quando testaram o efeito da remoção da glândula uropigial (uropigialectomia) nas mesmas pistas de sémen de machos reprodutores de frangos de carne e obtiveram efeitos altamente significativos da remoção da glândula em todas as pistas de sémen testadas. Além disso, recomendaram que a uropigialectomia poderia ser usada como uma ferramenta para melhorar a fertilidade em reprodutores de frangos de corte com idade entre 3854 semanas. Por outro lado, (Montalti *et al.*, 1998, 2000, 2001; Moyer *et al.*, 2003 a, b) apoiaram a ideia de que a remoção cirúrgica da glândula uropigial não tem necessariamente um impacto positivo no desempenho produtivo de todas as espécies de aves. Estes autores demonstraram que a remoção cirúrgica da glândula uropigial em Columba livia não afectou o comportamento, a sobrevivência e as taxas de ganho de peso corporal e de alimentação, durante um período de dois meses. A este respeito, (Montalti *et al.*, 2006) mediram vários parâmetros bioquímicos em relação à fisiologia da glândula, comparando espécimes de controlo com espécimes com glândula removida. Não foram encontradas diferenças nos níveis séricos de colesterol, lípidos totais e cálcio após 32-120 dias. Assim, não se verificou qualquer alteração em dois parâmetros bioquímicos básicos associados ao metabolismo dos lípidos e num parâmetro crítico relacionado com a homeostasia mineral, quatro meses após a ablação da glândula. Estes resultados sugerem que a glândula uropigial pode não estar relacionada, pelo menos fisiologicamente, com a homeostasia dos lípidos ou com a regulação do metabolismo do cálcio.

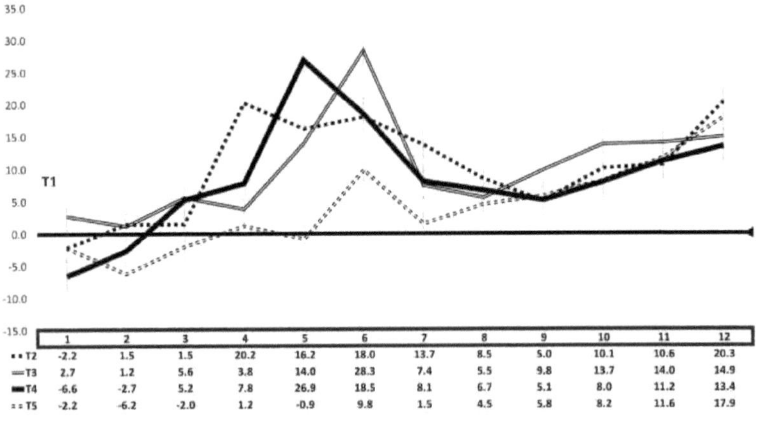

	1	2	3	4	5	6	7	8	9	10	11	12
T2	-2.2	1.5	1.5	20.2	16.2	18.0	13.7	8.5	5.0	10.1	10.6	20.3
T3	2.7	1.2	5.6	3.8	14.0	28.3	7.4	5.5	9.8	13.7	14.0	14.9
T4	-6.6	-2.7	5.2	7.8	26.9	18.5	8.1	6.7	5.1	8.0	11.2	13.4
T5	-2.2	-6.2	-2.0	1.2	-0.9	9.8	1.5	4.5	5.8	8.2	11.6	17.9

Figura 10. Curvas do rácio de variação do peso corporal dos machos dos tratamentos UP em comparação com o grupo de controlo de 1-12 semanas.

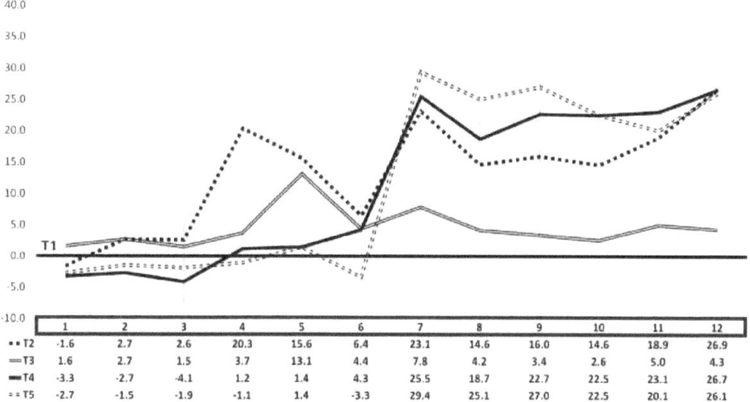

	1	2	3	4	5	6	7	8	9	10	11	12
T2	-1.6	2.7	2.6	20.3	15.6	6.4	23.1	14.6	16.0	14.6	18.9	26.9
T3	1.6	2.7	1.5	3.7	13.1	4.4	7.8	4.2	3.4	2.6	5.0	4.3
T4	-3.3	-2.7	-4.1	1.2	1.4	4.3	25.5	18.7	22.7	22.5	23.1	26.7
T5	-2.7	-1.5	-1.9	-1.1	1.4	-3.3	29.4	25.1	27.0	22.5	20.1	26.1

Figura 11. Curvas do rácio de variação do peso corporal das fêmeas dos tratamentos UP em comparação com o grupo de controlo de 1-12 semanas.

CAPÍTULO 5

EFEITO DA ABLAÇÃO PARCIAL DA GLÂNDULA UROPIGIAL NA ANATOMIA DO SISTEMA DIGESTIVO DA GALINHA AKAR PUTRA

5.1 Introdução

O aparelho digestivo das galinhas transporta os alimentos até ao estômago: este sistema compreende o papo, uma expansão do esófago, situado na zona inferior do pescoço, o estômago glandular (proventrículo), o estômago muscular (moela) e os intestinos. O comprimento e o peso do intestino delgado variam consoante as diferentes espécies de aves (Hassouna, 2001). O desenvolvimento diferencial do epitélio de absorção pode ser responsável por alterações na capacidade de absorção das aves (Verdal *et al.*, 2010).

O trato gastrointestinal das aves é um tubo aberto de duas extremidades (como também se vê nos mamíferos) que começa no bico e termina no respiradouro. Por ordem sequencial, é composto por boca, esófago, papo, proventrículo, ventrículo (moela), intestino, ceco, reto e cloaca. Algumas destas estruturas podem ser vestigiais ou mesmo perdidas durante a evolução de algumas espécies. A passagem dos alimentos pelo trato segue uma sequência digestiva específica, que inclui a humidificação e o amolecimento prévios, a acidificação, a trituração, a hidrólise, a emulsão e a propulsão dos produtos finais. Esta propulsão nem sempre segue um padrão unidirecional, como se verá mais adiante (Klasing, 1999; Gelis, 2006).

5.2 Material e método

5.2.1 Alimentação e gestão de animais

A raça e o número de galinhas Akar Putra, o alojamento, o projeto experimental e o procedimento de ablação parcial da glândula uropigial (PU) foram os mencionados no capítulo três.

5.2.2 Anatomia do sistema digestivo:

No último dia da experiência, foram selecionadas 12 aves (mais próximas do peso corporal médio dos tratamentos) de cada grupo de tratamento (2 machos e 2 fêmeas/replicado) e retiradas da alimentação durante a noite para facilitar a depuração intestinal. Após obtenção do peso corporal vivo, as aves foram eutanasiadas por injeção intravenosa (veia ulnar cutânea) de pentobarbitona sódica (80mg/kg) (Mitchell e Smith, 1991). Os segmentos do trato digestivo, desde o esófago até ao reto, foram cuidadosamente excisados, identificados e analisados com base em (Nasrin *et al.*, 2012) da seguinte forma: a. O esófago estende-se desde a glote na extremidade posterior da faringe, através do pescoço e do tórax, até se juntar ao estômago glandular.

b. Proventrículo situado caudalmente ao papo.

c. Moela situada parcialmente entre os lóbulos e, em certa medida, atrás do lóbulo esquerdo do fígado.

d. O duodeno estende-se do piloro até à extremidade da ansa pancreática.

e. Pâncreas localizado na prega duodenal.

f. O jejuno estende-se desde a ansa pancreática até ao divertículo de Meckel. g. O íleo estende-se desde o divertículo de Meckel até à junção ileo-caeca.

h. Ceco: os dois cecos eram bolsas cegas e estendiam-se ao longo da linha do intestino delgado em direção ao fígado, tendo uma parte proximal e outra distal, e estavam estreitamente ligados ao intestino delgado ao longo do seu comprimento pelo mesentério.

i. Cólon e reto: passam entre a junção ileo-cecal e a cloaca.

Os segmentos digestivos foram limpos, pesados separadamente e os seus comprimentos foram medidos individualmente. O rácio (peso: comprimento) de cada parte foi calculado como um indicador da sua densidade (Taylor e Jones, 2004). No mesmo sentido, o peso e o comprimento relativos de cada parte do TGI com o peso e o comprimento totais do TGI foram comparados com os tratamentos. Além disso, foram calculados os pesos relativos destas partes em relação ao peso total do corpo vivo.

A razão de variação das caraterísticas morfométricas do TGI foi registada com base na fórmula referida por (Jawad *et al.*, 2015):

[(A-B)/B]*100

- A: dados do tratamento
- B: dados do grupo de controlo

5.2.3 Análise dos dados:

Os dados gerados a partir da experiência foram obtidos através de um delineamento aleatório completo (Steel e Torrie, 1980). Estes dados foram submetidos a ANOVA utilizando Genstat

(2003). Se o tratamento afectasse significativamente a galinha, seriam aplicados os testes LSD e Duncan's (1955) Multiple Range (DRMT) (Gaspers, 1991). As diferenças significativas entre as médias foram determinadas utilizando os testes Duncan's (1955) multiple range. As diferenças entre as médias dos tratamentos foram comparadas aos níveis de $p < 0,01$ e $p < 0,05$.

5.3 Resultados

5.3.1 Comprimento das peças GIT

A Tabela 9 mostra a estatística descritiva das medidas lineares das partes do TGI dos machos nos tratamentos com UP e no grupo de controlo. Os machos dos tratamentos T4, T3, T2 e T5 apresentaram um efeito altamente significativo ($p<0,01$) em comparação com o grupo de controlo no comprimento do esófago. O tratamento T4 registou um comprimento de esófago superior ($p<0,01$), 21,5 cm. O proventrículo dos machos dos tratamentos PU foi mais longo em comparação com o grupo de controlo, especialmente no tratamento T2, que registou 4,033 cm. No entanto, não se registou um impacto significativo entre T2, T5, T3 e T4. Um efeito significativo ($p<0,01$) na capacidade de comprimento da moela foi registado em T5 (4,8cm). O pâncreas foi mais comprido em T3 (10,833cm), T4 (10,333cm) e T2 (10,267cm) em comparação com T5 (9cm) e o controlo (9cm). Ao passo que todos os tratamentos com PU registaram valores mais elevados no comprimento do jejuno e do cólon, bem como no comprimento total do TGI, em comparação com o grupo de controlo. Embora não haja diferença percetível ($P>0,05$) entre os tratamentos T5, T2 e T3 no comprimento do jejuno e entre T2, T4 e T3 no comprimento do cólon, além disso, entre T5, T2 e T2, T4 no comprimento total do TGI.

O comprimento relativo das partes do TGI dos machos em relação ao comprimento total do TGI foi apresentado na Tabela 10. Apenas o esófago, a moela e o pâncreas revelaram ($P<0,01$) diferenças significativas entre os tratamentos. A ordem de superioridade na caraterística comprimento relativo do esófago foi T4, T3, T1, T2 e T5, e os valores foram os seguintes 10,464cm, 10,321cm, 10,028cm, 9,596cm e 9,215cm, respetivamente. Enquanto que, no comprimento relativo da moela, as caraterísticas foram T5, T2, T3, T4 e T1, e os valores foram: 2,183cm, 1,061cm, 1,052cm 0,925cm e 0,813cm respetivamente. O valor mais baixo do comprimento relativo do pâncreas foi registado em T5 (4,079cm), e o valor mais alto foi registado em T3 (5,325cm), seguido de T4 (5,032cm), T1 (4,879cm) e T2 (4,744cm). No entanto, não houve diferença significativa entre T3, T4, T1 e T2.

A Tabela 11 mostra a variação do comprimento dos segmentos do tubo digestivo das fêmeas entre os tratamentos. O efeito da remoção cirúrgica da glândula uropigial à 6ª semana de idade foi proeminente através de uma superioridade relevante (P<0,01) no comprimento do esófago em relação às restantes transacções. Não se registou um valor tão elevado para a caraterística comprimento do pâncreas nos tratamentos T4 e T5, apesar da ausência de uma diferença significativa entre eles e o valor do comprimento do pâncreas no grupo de controlo. Enquanto o comprimento do ceco foi proeminente nos tratamentos T2, T5 e T4 e menos pronunciado no tratamento T3 em comparação com o tratamento de controlo. A Tabela 12 mostra o comprimento relativo das partes do TGI das fêmeas em relação ao comprimento total do TGI. Apenas o pâncreas se revelou significativamente diferente em T2 (5,442) e T3 (5,103), seguido de T1 (4,913), T4 (4,672) e T5 (4,398), respetivamente.

Tabela 9: Média (± E.S.) do comprimento das partes do TGI dos machos (cm) dos tratamentos com uropigialectomia parcial.

Parte GIT	Tratamentos				
	T1 (controlo)	T2	T3	T4	T5
E	18.5±0.764^{b}	20.767±0.145^{a}	21±0.577^{a}	21.5±0.289^{a}	20.333±0.333^{a}
P	3±0.289^{b}	4.033±0.145^{a}	3.833±0.167^{a}	3.333±0.167^{ab}	3.933±0.296^{a}
G	1.5±0^{b}	2.3±0.153^{b}	2.133±0.318^{b}	1.9±0.1^{b}	4.8±0.458^{a}
D	22±1.155	26.2±1.8	25±0.577	24.833±1.364	23.333±0.333
PA	9±0^{b}	10.267±0.267^{a}	10.833±0.726^{a}	10.333±0.167^{a}	9±0^{b}
J	43.833±1.641^{c}	52.367±2.709^{ab}	48.667±1.856^{ab}	46±1^{bc}	55.267±3.688^{a}
I	48.66±2.404	56.667±2.455	50.833±4.285	54±3.786	60.567±1.598
C	29±0.577	33±0.577	30.9±2.951	33±1	31.067±0.581
C	5.167±0.333^{c}	6.667±0.333^{b}	6.1±0.208^{bc}	6.133±0.696^{bc}	8.3±0.351^{a}
R	3.833±0.167	4.2±0.651	4.3±0.7	4.5±0.5	4.167±0.167
Total	184.5±2.021^{d}	216.467±3.039^{ab}	203.6±4.212^{c}	205.533±4.218^{bc}	220.767±3.775^{a}

- Os valores médios com o mesmo sobrescrito na linha diferem significativamente (P < 0,01).

- E: esófago; P: proventrículo; G: moela; D: duodeno; PA: Pâncreas; J: jejuno; I: íleo; C: ceco; CO: cólon; R: reto.

Tabela 10: Comprimento relativo (%) das partes do TGI dos machos em relação ao comprimento total do TGI nos tratamentos com uropigialectomia parcial.

Parte GIT	Tratamentos				
	T1 (controlo)	T2	T3	T4	T5
E	10.028±0.412[abc]	9.596±0.103[c]	10.321±0.325[ab]	10.464±0.074[a]	9.215±0.197[c]
P	1.626±0.157	1.865±0.079	1.886±0.103	1.623±0.088	1.786±0.162
G	0.813±0.009[b]	1.061±0.057[b]	1.052±0.167[b]	0.925±0.052[b]	2.183±0.247[a]
D	11.914±0.506	12.117±0.515	12.292±0.409	12.099±0.752	10.58±0.331
PA	4.879±0.053[a]	4.744±0.134[a]	5.325±0.364[a]	5.032±0.131[a]	4.079±0.07[b]
J	23.775±1.061	24.167±0.946	23.887±0.478	22.382±0.23	24.992±1.272
I	26.367±1.162	26.166±0.896	24.914±1.68	26.221±1.326	27.427±0.298
C	15.721±0.336	15.254±0.404	15.227±1.649	16.069±0.588	14.086±0.45
C	2.799±0.165	3.081±0.164	2.995±0.06	2.994±0.384	3.761±0.164
R	2.077±0.085	1.949±0.329	2.1±0.307	2.191±0.248	1.891±0.108

- Os valores médios com o mesmo sobrescrito na linha diferem significativamente (P < 0,01).

- E: esófago; P: proventrículo; G: moela; D: duodeno; PA: Pâncreas; J: jejuno; I: íleo; C: ceco; CO: cólon; R: reto.

Tabela 11: Comprimento médio (± E.S.) das partes do TGI das fêmeas (cm) dos tratamentos com uropigialectomia parcial.

Parte GIT	Tratamentos				
	T1(Controlo)	T2	T3	T4	T5
E	15.667±0.333[c]	16.733±0.176[bc]	18±0.577[ab]	18.333±0.882[ab]	19.167±1.093[a]
P	3.667±0.333	3.733±0.145	3.2±0.115	3.333±0.167	3.433±0.186
G	1.5±0	1.867±0.067	2.833±0.601	1.5±0	3.167±0.726
D	20.333±1.333	25.067±1.933	23.833±0.441	23.833±1.364	25.267±2.267
PA	8±0[c]	10.667±0.333[a]	9.567±0.296[b]	8.833±0.441[bc]	8.667±0.333[bc]
J	39.667±0.667	47.3±4.077	46±1	47.5±2.179	46.5±2.291
I	40.333±0.333	48.5±3.617	45.667±1.833	47.333±2.186	50.667±4.055
C	25.667±0.333[c]	32.333±1.202[a]	29±0[b]	29.333±1.453[ab]	30.067±0.968[ab]
C	4.7±0.1	5.5±0.173	4.933±0.567	4.667±0.167	7.6±2.201
R	3.333±0.167	5±1	4.4±0.379	4.4±0.666	2.933±0.067
Total	162.867±1.593	196.7±11.663	187.433±2.714	189.067±8.02	197.467±9.828

- Os valores médios com o mesmo sobrescrito na linha diferem significativamente (P < 0,01).

- E: esófago; P: proventrículo; G: moela; D: duodeno; PA: Pâncreas; J: jejuno; I: íleo; C: ceco; CO: cólon; R: reto.

Tabela 12: Comprimento relativo (%) das partes do TGI das fêmeas em relação ao comprimento total do TGI nos tratamentos com uropigialectomia parcial.

Parte GIT	Tratamentos				
	T1(Controlo)	T2	T3	T4	T5
E	9.625±0.295	8.559±0.435	9.603±0.266	9.697±0.205	9.72±0.484
P	2.245±0.219	1.903±0.052	1.706±0.037	1.772±0.135	1.748±0.132
G	0.921±0.009	0.96±0.094	1.519±0.342	0.796±0.035	1.576±0.286
D	12.471±0.692	12.72±0.363	12.723±0.349	12.601±0.392	12.75±0.525
PA	4.913±0.048^{b}	5.442±0.171^{a}	5.103±0.121^{ab}	4.672±0.123^{bc}	4.398±0.157^{c}
J	24.352±0.179	23.966±0.696	24.539±0.289	25.135±0.688	23.669±1.679
I	24.765±0.056	24.622±0.562	24.35±0.703	25.033±0.413	25.631±1.35
C	15.76±0.158	16.493±0.544	15.479±0.224	15.511±0.289	15.254±0.323
C	2.887±0.089	2.82±0.21	2.633±0.306	2.472±0.078	3.763±0.889
R	2.049±0.121	2.516±0.388	2.345±0.185	2.311±0.269	1.49±0.054

- Os valores médios com o mesmo sobrescrito na linha diferem significativamente (P < 0,01).

- E: esófago; P: proventrículo; G: moela; D: duodeno; PA: Pâncreas; J: jejuno; I: íleo; C: ceco; CO: cólon; R: reto.

5.3.2 Peso das peças do TGI

Os pesos de seis segmentos do sistema digestivo, tanto nos machos como nas fêmeas, apresentaram diferenças altamente significativas (p<0,01) entre os tratamentos. Foram os pesos do esófago, duodeno, pâncreas, jejuno, ílio e ceco nos machos. Por outro lado, foram os pesos do esófago, duodeno, ílio e ceco nas fêmeas.

A Tabela 13 fornece uma visão abrangente das médias e dos valores de erro padrão dos pesos das partes do TGI para os machos em todos os tratamentos. Os machos dos tratamentos com PU tiveram um desempenho superior ao do grupo de controlo em (p<0,01) pesos de segmentos do sistema digestivo significativamente diferentes, tais como esófago, pâncreas, jejuno, ílio e ceco. O segundo tratamento registou uma diferença significativa (p<0,01) nos pesos médios dos machos de 1673gm, seguido do T5, T3, T4 e T1. Os seus pesos médios foram de 1639.333gm, 1598.333gm, 1577.667gm e 1390.667gm respetivamente. O peso do esófago no T2 foi mais pesado (P<0,01) do que nos restantes tratamentos; no entanto, não se observaram diferenças significativas entre T2, T5 e T3, nem entre T4 e T1. Os machos do tratamento T5 excederam os outros tratamentos (p<0,01) no peso do duodeno, pâncreas, jejuno, ílio e ceco e os valores foram 10,333gm, 9,167gm, 14,333gm, 12gm e 5,333gm respetivamente. Todos os machos dos tratamentos com UP superaram o grupo de controlo na propriedade peso total do TGI, e o valor mais elevado foi no quinto tratamento (102,833gm) e seguido por T2 (90,167gm), T3 (79,667gm), T4 (69,667gm) e grupo de controlo (57,5gm).

Tabela 13: Peso médio (± E.S.) das partes do TGI dos machos (g) dos tratamentos com uropigialectomia parcial.

Parte GIT	Tratamentos				
	T1(Controlo)	T2	T3	T4	T5
E	6.833±0.167^{c}	10.5±0.866^{a}	9.333±0.882^{ab}	8±0^{bc}	9.667±0.333^{ab}
P	5.333±0.333	6.333±0.882	6.333±1.333	5.333±0.333	7±1
G	19±1.528	26±1.732	26±0.577	22.667±3.333	28±1.155
D	5.333±0.882^{b}	8.333±1.453^{ab}	7±0.577^{b}	6.333±0.333^{b}	10.333±0.882^{a}
PA	1.333±0.333^{c}	3±0^{b}	2.167±0.167^{bc}	2±0.577^{bc}	9.167±0.601^{a}
J	6.333±0.667^{c}	13±1.732^{ab}	9.333±0.667^{bc}	9.333±1.667^{bc}	14.333±0.882^{a}
I	6.333±0.333^{c}	11±1^{a}	9.333±0.333^{ab}	7.333±0.882^{bc}	12±1.155^{a}
C	3.667±0.333^{c}	5.333±0.333^{a}	4.667±0.333^{ab}	4±0^{bc}	5.333±0.333^{a}
C	1±0.667	1.667±0.333	1.667±0.333	1.333±0.441	2.833±0.228
R	2.333±0.333	5±1.528	3.833±0.167	3.333±0.333	4.167±0.167
Total	57.5±0.764^{d}	90.167±6.772^{ab}	79.667±4.177^{bc}	69.667±2.728^{cd}	102.833±3.42^{a}

- Os valores médios com o mesmo sobrescrito na linha diferem significativamente (P < 0,01).

- E: esófago; P: proventrículo; G: moela; D: duodeno; PA: Pâncreas; J: jejuno; I: íleo; C: ceco; CO: cólon; R: reto...

Em termos do peso relativo das partes do aparelho digestivo dos machos em relação ao seu peso integral (Tabela 14) verifica-se que apenas os pesos relativos do esófago e do pâncreas obtiveram diferenças significativas (p<0,01) entre as transacções em benefício do quinto tratamento, sendo os valores de 9,4 e 8,964 respetivamente. A Tabela 15 também revelou a superioridade do tratamento T5 no peso relativo dos machos em relação ao peso total do corpo vivo em todos os pesos do pâncreas, jejuno e ílio. Os seus valores foram de 0,559, 0,874 e 0,732, pela mesma ordem.

A Tabela 16 mostra que o efeito da ablação parcial da glândula uropigial se reflectiu nos pesos de quatro partes do TGI nas fêmeas, nomeadamente os pesos do esófago, duodeno, ílio e ceco. Os valores mais elevados destas caraterísticas registaram-se em T2 (9gm), (7,167gm), (8gm) e (5,333gm) respetivamente. O peso relativo do duodeno em relação ao peso total do TGI foi (P<0,01) significativamente diferente entre os tratamentos (Tabela 17), sendo o valor mais elevado registado em T2 (9,659). Enquanto no peso relativo do cólon, o T5 apresenta valor significativamente maior (P<0,01) que os demais tratamentos. Os pesos corporais vivos nos tratamentos T2, T4 e T5 apresentaram valores médios significativamente (P<0,01) superiores aos dos grupos T3 e controlo. No entanto, os pesos corporais vivos das fêmeas no tratamento T3 foram mais pesados do que os do grupo de controlo, mas não a um nível significativo. Os pesos vivos dos tratamentos, do maior para o menor valor, foram os seguintes T2 (1189,3gm), T4 (1187,3gm), T5 (1182,3gm), T3 (977,6gm) e T1 (937,3gm). A Tabela 29 mostra que o duodeno foi a única parte que obteve efeito importante (P<0,01) no peso relativo em relação ao peso total do corpo vivo. No entanto, não foram observadas diferenças significativas entre T2, T4, T5 e T1, nem entre T4, T5, T1 e T3.

Tabela 14: Peso relativo (%) das partes do TGI dos machos em relação ao peso total do TGI nos tratamentos com uropigialectomia parcial.

Parte GIT	Tratamentos				
	T1(Controlo)	T2	T3	T4	T5
E	11.883±0.224^{b}	11.633±0.217^{b}	11.67±0.536^{b}	11.518±0.438^{b}	9.4±0.018^{a}
P	9.264±0.453	7.073±1.042	7.824±1.202	7.643±0.19	6.787±0.849
G	33.12±3.029	28.873±0.454	32.748±1.153	32.381±4.198	27.225±0.585
D	9.244±1.413	9.107±0.918	8.773±0.445	9.143±0.769	10.058±0.821
PA	2.305±0.543^{b}	3.364±0.244^{b}	2.713±0.065^{b}	2.834±0.737^{b}	8.964±0.839^{a}
J	11.009±1.129	14.297±0.92	11.729±0.742	13.386±2.353	13.927±0.595
I	11.023±0.642	12.183±0.379	11.735±0.191	10.598±1.526	11.628±0.803
C	6.369±0.534	5.93±0.163	5.871±0.416	5.759±0.219	5.188±0.279
C	1.74±0.023	1.768±0.573	2.079±0.387	1.93±0.508	2.768±0.448
R	4.044±0.52	5.771±2.119	4.858±0.441	4.809±0.559	4.055±0.142

- Os valores médios com o mesmo sobrescrito na linha diferem significativamente (P < 0,01).

- E: esófago; P: proventrículo; G: moela; D: duodeno; PA: Pâncreas; J: jejuno; I: íleo; C: ceco; CO: cólon; R: reto.

Tabela 15: Peso relativo (%) das partes do TGI dos machos em relação ao peso total do corpo vivo dos tratamentos com uropigialectomia parcial.

Parte GIT	Tratamentos				
	T1(Controlo)	T2	T3	T4	T5
E	0.492±0.014	0.628±0.054	0.585±0.06	0.507±0.004	0.59±0.021
P	0.383±0.019	0.379±0.056	0.397±0.087	0.338±0.021	0.428±0.066
G	1.37±0.128	1.555±0.11	1.627±0.044	1.44±0.22	1.708±0.066
D	0.382±0.058	0.499±0.088	0.438±0.038	0.401±0.018	0.631±0.057
PA	0.095±0.022^{b}	0.179±0.002^{b}	0.136±0.011^{b}	0.126±0.036^{b}	0.559±0.035^{a}
J	0.454±0.043^{c}	0.778±0.106^{ab}	0.585±0.045^{bc}	0.59±0.102^{bc}	0.874±0.051^{a}
I	0.456±0.03^{b}	0.658±0.06^{a}	0.584±0.025^{ab}	0.464±0.052^{b}	0.732±0.073^{a}
C	0.264±0.024	0.319±0.02	0.292±0.021	0.254±0.002	0.325±0.019
C	0.072±0.001	0.1±0.04	0.105±0.021	0.085±0.022	0.173±0.026
R	0.167±0.022	0.297±0.088	0.24±0.009	0.212±0.023	0.254±0.012
Total	4.135±0.04^{c}	5.393±0.42^{b}	4.989±0.298^{bc}	4.417±0.182^{c}	6.273±0.215^{a}

- Os valores médios com o mesmo sobrescrito na linha diferem significativamente (P < 0,01).

- E: esófago; P: proventrículo; G: moela; D: duodeno; PA: Pâncreas; J: jejuno; I: íleo; C: ceco; CO: cólon; R: reto.

Tabela 16: Peso médio (± E.S.) das partes do TGI das fêmeas (g) dos tratamentos com uropigialectomia parcial.

Parte GIT	Tratamentos				
	T1(Controlo)	T2	T3	T4	T5
E	6.667±0.167^{b}	9±1^{a}	5.333±0.667^{b}	7.333±0.667^{ab}	7±0.577^{ab}
P	4±0	5.667±0.333	4±0.577	4.333±0.333	5.333±0.882
G	19±0	22±1.155	18.667±0.333	21±1	22.333±5.457
D	4.667±0.333^{bc}	7.167±0.441^{a}	3.667±0.333^{c}	6±0.577^{ab}	6±0.577^{ab}
PA	1.667±0.333	3±0	1.5±0.289	2.333±0.333	2.833±0.601
J	8.333±0.667	9.667±1.202	8±0.577	8.667±0.333	8.333±1.202
I	5.667±0.333^{b}	8±0.577^{a}	6.333±0.333^{ab}	6±0.577^{ab}	8±1^{a}
C	3±0^{c}	5.333±0.333^{a}	3.333±0.333^{bc}	3.333±0.333^{bc}	4.667±0882^{ab}
C	1±0	1.267±0.371	1.1±0.208	1±0	2.167±0.441
R	2±0	3±0.577	3±0	3±0.577	3.433±0.233
Total	56±1.5	74.1±3.121	54.933±0.233	63±1.528	70.1±10.027

- Os valores médios com o mesmo sobrescrito na linha diferem significativamente (P < 0,01).

- E: esófago; P: proventrículo; G: moela; D: duodeno; PA: Pâncreas; J: jejuno; I: íleo; C: ceco; CO: cólon; R: reto.

Tabela 17: Peso relativo (%) das partes do TGI das fêmeas em relação ao peso total do TGI nos tratamentos com uropigialectomia parcial.

Parte GIT	Tratamentos				
	T1	T2	T3	T4	T5
E	11.939±0.634	12.08±0.936	9.711±1.22	11.603±0.803	10.176±0.676
P	7.153±0.197	7.682±0.613	7.266±1.058	6.878±0.49	7.579±0.292
G	33.979±0.935	29.842±2.264	33.986±0.724	33.451±2.445	31.124±3.448
D	8.313±0.383^{ab}	9.659±0.24^{a}	6.67±0.583^{b}	9.493±0.706^{a}	8.772±0.942^{a}
PA	2.948±0.53	4.063±0.175	2.733±0.535	3.691±0.466	4.11±0.81
J	14.838±0.815	13.011±1.308	14.558±1.017	13.79±0.789	11.881±0.398
I	10.101±0.334	10.769±0.334	11.525±0.567	9.493±0.706	11.498±0.673
C	5.365±0.148	7.194±0.275	6.064±0.585	5.28±0.446	6.645±0.903
C	1.788±0.049^{b}	1.701±0.483^{b}	2.006±0.388^{b}	1.589±0.039^{b}	3.044±0.202^{a}
R	3.577±0.098	3.997±0.616	5.461±0.023	4.733±0.844	5.171±1.049

- Os valores médios com o mesmo sobrescrito na linha diferem significativamente (P < 0,01).

- E: esófago; P: proventrículo; G: moela; D: duodeno; PA: Pâncreas; J: jejuno; I: íleo; C: ceco; CO: cólon; R: reto.

Tabela 18: Peso relativo (%) das partes do TGI das fêmeas em relação ao peso total do corpo vivo dos tratamentos com uropigialectomia parcial.

Parte GIT	Tratamentos				
	T1	T2	T3	T4	T5
E	0.713±0.034	0.759±0.091	0.548±0.076	0.619±0.064	0.592±0.046
P	0.427±0.01	0.476±0.024	0.407±0.052	0.365±0.029	0.451±0.073
G	2.029±0.048	1.851±0.111	1.909±0.017	1.767±0.062	1.887±0.459
D	0.497±0.027^{ab}	0.603±0.04^{a}	0.375±0.035^{b}	0.507±0.056^{ab}	0.506±0.042^{ab}
PA	0.177±0.033	0.252±0.003	0.154±0.03	0.197±0.031	0.238±0.048
J	0.887±0.055	0.812±0.1	0.818±0.053	0.73±0.02	0.703±0.097
I	0.604±0.025	0.673±0.052	0.649±0.045	0.507±0.056	0.675±0.078
C	0.32±0.008	0.449±0.028	0.342±0.04	0.282±0.032	0.393±0.07
C	0.107±0.003	0.107±0.033	0.112±0.021	0.084±0.001	0.183±0.037
R	0.214±0.005	0.253±0.05	0.307±0.006	0.253±0.05	0.291±0.023
Total	5.974±0.078	6.236±0.311	5.623±0.113	5.312±0.204	5.919±0.819

- Os valores médios com o mesmo sobrescrito na linha diferem significativamente (P < 0,01).

- E: esófago; P: proventrículo; G: moela; D: duodeno; PA: Pâncreas; J: jejuno; I: íleo; C: ceco; CO: cólon; R: reto.

5.3.3 Densidade de peças GIT

Nos machos, os tratamentos foram significativamente diferentes na densidade das seguintes partes: esófago, moela, duodeno, pâncreas, jejuno, ílio e ceco. No entanto, nas fêmeas foram: esófago, moela, duodeno e reto.

Em relação aos machos, a Tabela 19 mostra a comparação estatística da densidade de todas as partes do TGI estudadas. O tratamento T5 predominou sobre os demais tratamentos na densidade das seguintes partes: duodeno, pâncreas, jejuno, ílio e ceco. Os machos dos tratamentos PU foram superiores (P<0,05) aos machos do grupo de controlo nos valores de densidade do esófago. Com base numa ordem de prioridade, foram os seguintes: T2 (0,505), T5 (0,475), T3 (0,444), T4 (0,372) e T1 (0,371). É de salientar que os machos dos tratamentos T5 e T2 obtiveram (P<0,01) os maiores valores na densidade total do TGI em relação às restantes transacções.

As densidades do sistema digestivo das fêmeas na Tabela 20 mostraram que os tratamentos T2 conseguiram (P<0,05) consequentemente exceder na densidade do esófago. Os valores de acordo com a sequência de prioridades foram os seguintes: T2 (0,538), T1 (0,426), T4 (0,399), T5 (0,368) e T3 (0,295). Não houve diferença significativa entre T3 e T4 e entre T4, T5 e T3. As moelas das fêmeas apresentaram maior densidade nos tratamentos T4, T1 e T2 do que nos tratamentos T5 e T3 a um nível significativo (P<0,01). As densidades dos duodenos dos tratamentos do maior para o menor valor foram: T2 (0,289), T4 (0,251), T5 (0,241), T1 (0,23) e T3 (0,154). Além disso, as densidades do reto das fêmeas nos tratamentos com UP foram moralmente (P<0,01) superiores às das fêmeas do grupo de controlo, como se segue: T5 (1,168), T4 (0,699), T3 (0,0692), T2 (0,607) e T1 (0,603).

Tabela 19: Densidade (g/cm) média (± E.S.) das peças do TGI de machos dos tratamentos com uropigialectomia parcial.

Parte GIT	Tratamentos				
	T1	T2	T3	T4	T5
E	0.371±0.021[b]	0.505±0.04[a]	0.444±0.04[ab]	0.372±0.005[b]	0.475±0.014[a]
P	1.832±0.292	1.563±0.176	1.643±0.308	1.603±0.088	1.764±0.124
G	12.667±1.018[a]	11.311±0.241[a]	12.772±1.963[a]	11.804±1.196[a]	5.923±0.524[b]
D	0.247±0.052[b]	0.322±0.066[ab]	0.28±0.021[b]	0.255±0.003[b]	0.442±0.32[a]
PA	0.148±0.037[b]	0.293±0.007[b]	0.201±0.018[b]	0.194±0.055[b]	1.019±0.067[a]
J	0.146±0.02[b]	0.246±0.022[a]	0.193±0.019[ab]	0.202±0.035[ab]	0.262±0.023[a]
I	0.131±0.014[b]	0.193±0.009[a]	0.187±0.021[ab]	0.136±0.014[b]	0.199±0.024[a]
C	0.127±0.012[b]	0.162±0.013[a]	0.152±0.004[ab]	0.121±0.004[b]	0.172±0.014[a]
C	0.195±0.013	0.246±0.092	0.273±0.054	0.212±0.031	0.34±0.045
R	0.607±0.074	1.141±0.173	0.936±0.136	0.765±0.131	1±0
Total	0.312±0.007[d]	0.416±0.026[ab]	0.392±0.029[bc]	0.339±0.009[cd]	0.466±0.022[a]

- Os valores médios com o mesmo sobrescrito na linha diferem significativamente (P < 0,05).

- Os valores médios da densidade do pâncreas e das linhas de densidade total do TGI diferem significativamente (P < 0,01).

- E: esófago; P: proventrículo; G: moela; D: duodeno; PA: Pâncreas; J: jejuno; I: íleo; C: ceco; CO: cólon; R: reto.

Tabela 20: Densidade (g/cm) média (±ES) das partes do TGI das fêmeas dos tratamentos com uropigialectomia parcial.

Parte GIT	Tratamentos				
	T1	T2	T3	T4	T5
E	0.426±0.01[ab]	0.538±0.061[a]	0.295±0.03[c]	0.399±0.026[bc]	0.368±0.038[bc]
P	1.111±0.111	1.517±0.056	1.26±0.215	1.317±0.175	1.579±0.309
G	12.667±0[a]	11.778±0.339[a]	7.117±1.25[b]	14±0.667[a]	7.278±1.299[b]
D	0.23±0.016[a]	0.289±0.026[a]	0.154±0.015[b]	0.251±0.012[a]	0.241±0.032[a]
PA	0.208±0.042	0.282±0.009	0.156±0.028	0.265±0.036	0.333±0.085
J	0.21±0.016	0.204±0.013	0.175±0.016	0.183±0.012	0.182±0.032
I	0.14±0.008	0.166±0.012	0.139±0.006	0.126±0.008	0.157±0.013
C	0.117±0.002	0.165±0.01	0.115±0.011	0.113±0.006	0.155±0.029
C	0.213±0.005	0.231±0.068	0.222±0.027	0.215±0.007	0.3±0.039
R	0.603±0.032[b]	0.607±0.074[b]	0.692±0.062[b]	0.699±0.151[b]	1.168±0.056[a]
Total	0.344±0.008	0.379±0.027	0.293±0.005	0.334±0.006	0.353±0.041

- Os valores médios das linhas de densidade do esófago e do duodeno diferem significativamente (P < 0,05).

- Os valores médios das linhas de densidade da moela e do reto diferem significativamente (P

< 0,01).

- E: esófago; P: proventrículo; G: moela; D: duodeno; PA: Pâncreas; J: jejuno; I: íleo; C: ceco; CO: cólon; R: reto.

5.4 Discussão

A presente pesquisa observou que a glândula uropigial localiza-se na base da cauda, dorsalmente ao músculo elevador caudal. Ela pode ser evidenciada pela palpação acima da última vértebra sacral e da primeira vértebra caudal. Estes resultados coincidem com os relatados por (Nicket *et al.*, 1977; Montalti, e Saliban, 2000; Gezici, 2002) e apontados com (Aslan *et al.*, 2000) que relataram que a glândula está situada no músculo pigóstilo. A glândula uropigial da galinha Akar Putra tem a forma de um coração com o tamanho de uma fava. Calislar, 1986, referiu que a glândula tem o tamanho de um ovo de galinha na ave pelicano e de uma amêndoa no pato. A presente experiência revelou que a glândula uropigial contém lóbulos direito e esquerdo, separados por uma barreira interlobular, com exceção da zona de adesão dos lóbulos no istmo situado na terceira parte posterior da glândula, sendo estas observações coerentes com (Getty, 1975). A glândula uropigial tem uma papila uropigial que se situa dorso-caudalmente da glândula e tem um lobo uropigial. Os canais da glândula têm uma única abertura em cada lóbulo e possuem um par de canais. Enquanto (Shawkey *et al.*, 2003) afirmaram que a papila uropigial dos gansos era curta, larga e tinha duas aberturas para os seus canais, nas galinhas a papila é longa e fina, enquanto no peru a papila é larga, por outro lado, algumas aves, como o pato almiscarado, não têm a papila uropigial.

Os resultados mostraram que a ablação parcial da glândula uropigial não teve consequências graves para a sobrevivência do frango Akar Putra, não tendo ocorrido qualquer mortalidade durante o período experimental. Isso está de acordo com (Jacob, 1976; Chen *et al.*, 2003) que, considerando o papel fisiológico da glândula uropigial, parece que a glândula não está necessariamente presente em todos os grupos de aves. Este facto, observado em várias espécies, juntamente com a falta de uma correspondência ecológica bem definida, sugere que, quando presente, a função da glândula pode ser diversa mas não essencial. A este respeito, é interessante o facto de a extirpação da glândula não ter sido perigosa para a sobrevivência de gansos, galinhas e passeriformes.

Os resultados do presente estudo melhoram o facto de a remoção da glândula uropigial ter um efeito altamente significativo na maioria das caraterísticas das partes do TGI de frangos Akar

Putra machos e fêmeas. A Figura 12 mostra que os machos tratados com uropigialectomia parcial (UP) tinham esófago, proventrículo, moela, pâncreas, jejuno e cólon mais compridos do que os do grupo de controlo e que os seus rácios de variação em relação aos valores do controlo eram 9,9-16,2%, 11,1- 34,4%, 26,7-220%, 0-20,4%, 4,9-26,1 e 18,160,6, respetivamente. Por outro lado, as fêmeas dos tratamentos com UP, como se mostra na (Figura 13), tinham esófago, pâncreas e ceco mais compridos em comparação com as fêmeas do controlo e os seus rácios de variação eram 6,8-22,3%, 8,3-33,3% e 13-26%. A Figura 14 apresenta que o peso total do TGI foi 21,2 a 78,8% mais pesado nos machos dos tratamentos com UP, principalmente no esófago, duodeno, pâncreas, jejuno, ílio e ceco. No entanto, não se registou qualquer impacto significativo (P>0,05) entre os tratamentos no peso total do TGI das fêmeas; além disso, as fêmeas dos tratamentos com PU tinham o ílio 5,9-41,2% mais pesado e o ceco 11,177,8% mais pesado, como se pode ver na Figura 15. No entanto, o rácio de variação das densidades totais das partes do TGI das fêmeas foi o seguinte T2 (10,174), T3 (-14,82), T4 (-2,907) e T5 (2,616), conforme apresentado na Figura 16, mas essas variâncias não foram em nível significativo (P>0,05) entre os tratamentos. No entanto, a densidade total de partes do TGI foi altamente diferente (P<0,01) para os machos nos tratamentos com PU, e sua razão de variação baseada na Figura 17 foi: Estes resultados concordam com (Al-Hassani *et al.*, 2008) quando testaram o efeito da remoção da glândula uropigial (uropigialectomia) nas mesmas trilhas de sémen de machos reprodutores de frangos de corte, e obtiveram efeitos altamente significativos da remoção da glândula em todas as trilhas de sémen testadas. Além disso, recomendaram que a uropigialectomia poderia ser utilizada como uma ferramenta para melhorar a fertilidade nos reprodutores de frangos de carne com idades compreendidas entre as 385 e as 4 semanas.

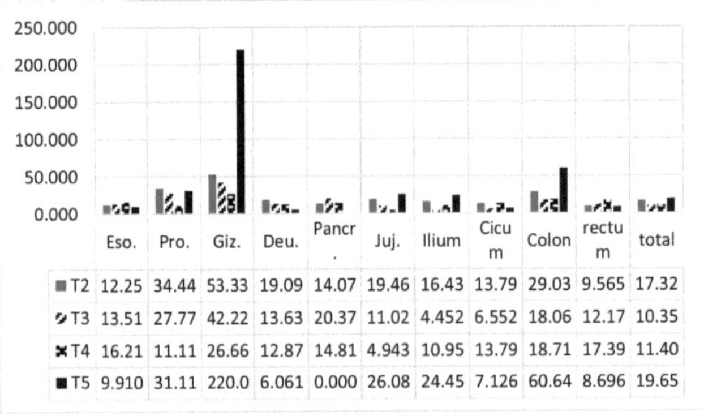

	Eso.	Pro.	Giz.	Deu.	Pancr.	Juj.	Ilium	Cicum	Colon	rectum	total
T2	12.25	34.44	53.33	19.09	14.07	19.46	16.43	13.79	29.03	9.565	17.32
T3	13.51	27.77	42.22	13.63	20.37	11.02	4.452	6.552	18.06	12.17	10.35
T4	16.21	11.11	26.66	12.87	14.81	4.943	10.95	13.79	18.71	17.39	11.40
T5	9.910	31.11	220.0	6.061	0.000	26.08	24.45	7.126	60.64	8.696	19.65

Figura 12: Rácio de variação (%) do comprimento das partes do TGI dos machos dos tratamentos com UP em relação ao grupo de controlo.

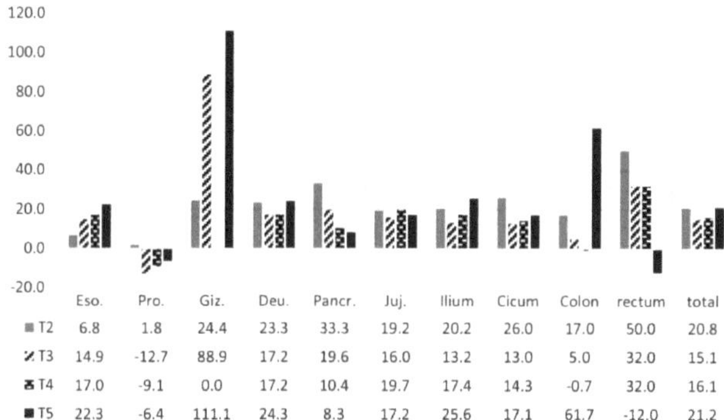

	Eso.	Pro.	Giz.	Deu.	Pancr.	Juj.	Ilium	Cicum	Colon	rectum	total
T2	6.8	1.8	24.4	23.3	33.3	19.2	20.2	26.0	17.0	50.0	20.8
T3	14.9	-12.7	88.9	17.2	19.6	16.0	13.2	13.0	5.0	32.0	15.1
T4	17.0	-9.1	0.0	17.2	10.4	19.7	17.4	14.3	-0.7	32.0	16.1
T5	22.3	-6.4	111.1	24.3	8.3	17.2	25.6	17.1	61.7	-12.0	21.2

Figura 13: Rácio de variação (%) do comprimento das partes do TGI das fêmeas dos tratamentos com UP em relação ao grupo de controlo.

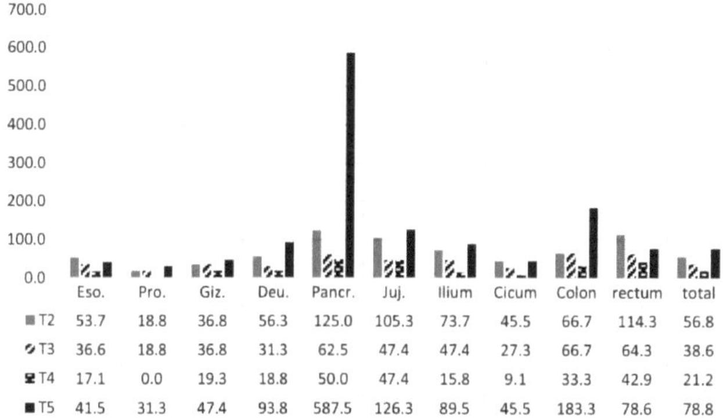

	Eso.	Pro.	Giz.	Deu.	Pancr.	Juj.	Ilium	Cicum	Colon	rectum	total
T2	53.7	18.8	36.8	56.3	125.0	105.3	73.7	45.5	66.7	114.3	56.8
T3	36.6	18.8	36.8	31.3	62.5	47.4	47.4	27.3	66.7	64.3	38.6
T4	17.1	0.0	19.3	18.8	50.0	47.4	15.8	9.1	33.3	42.9	21.2
T5	41.5	31.3	47.4	93.8	587.5	126.3	89.5	45.5	183.3	78.6	78.8

Figura 14: Rácio de variação (%) do peso das partes do TGI dos machos dos tratamentos com UP em relação ao grupo de controlo.

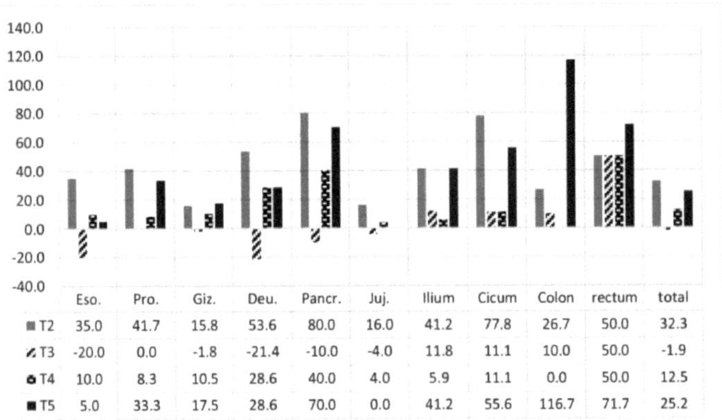

	Eso.	Pro.	Giz.	Deu.	Pancr.	Juj.	Ilium	Cicum	Colon	rectum	total
T2	35.0	41.7	15.8	53.6	80.0	16.0	41.2	77.8	26.7	50.0	32.3
T3	-20.0	0.0	-1.8	-21.4	-10.0	-4.0	11.8	11.1	10.0	50.0	-1.9
T4	10.0	8.3	10.5	28.6	40.0	4.0	5.9	11.1	0.0	50.0	12.5
T5	5.0	33.3	17.5	28.6	70.0	0.0	41.2	55.6	116.7	71.7	25.2

Figura 15: Rácio de variação (%) do peso das partes do TGI das fêmeas dos tratamentos com UP em relação ao grupo de controlo.

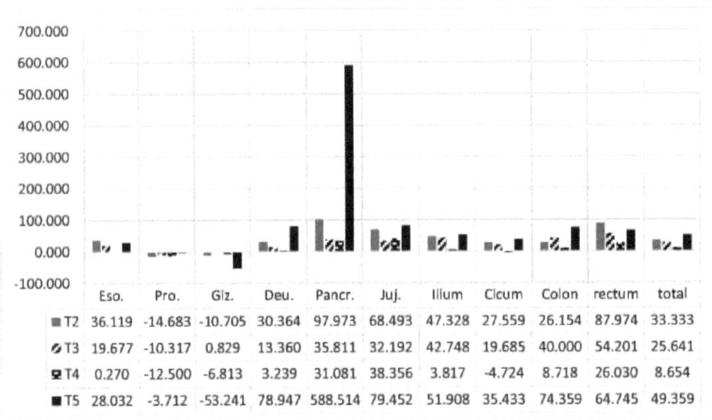

	Eso.	Pro.	Giz.	Deu.	Pancr.	Juj.	Ilium	Cicum	Colon	rectum	total
T2	36.119	-14.683	-10.705	30.364	97.973	68.493	47.328	27.559	26.154	87.974	33.333
T3	19.677	-10.317	0.829	13.360	35.811	32.192	42.748	19.685	40.000	54.201	25.641
T4	0.270	-12.500	-6.813	3.239	31.081	38.356	3.817	-4.724	8.718	26.030	8.654
T5	28.032	-3.712	-53.241	78.947	588.514	79.452	51.908	35.433	74.359	64.745	49.359

Figura 16: Rácio de variação (%) da densidade das partes do TGI dos machos dos tratamentos com UP em relação ao grupo de controlo.

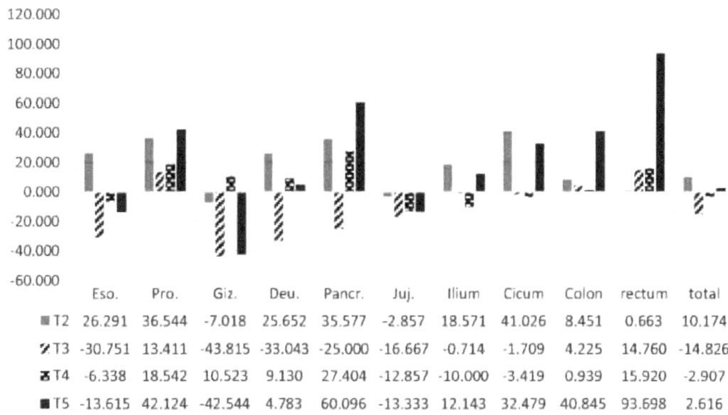

Figura 17: Rácio de variação (%) da densidade das partes do TGI das fêmeas dos tratamentos com UP em relação ao grupo de controlo.

Alguns estudos anteriores abordaram o estudo das medidas morfométricas do sistema digestivo de algumas aves, como galinhas, patos, gansos, pombos e perus (Rosenberg, 1941; Hodges, 1974; Muelling e Buda, 2002). Estes estudos indicaram que o comprimento do duodeno variava entre 22-35 cm nas galinhas, 40-49 cm nos gansos, 22-38 cm nos patos, 12-22 cm nos pombos e 29-39 cm nos perus. Esta observação foi semelhante à de Hassouna (2001), onde o autor afirmou que o comprimento da ansa duodenal e das suas partes, bem como a sua forma e extensão, variavam nas aves. Além disso, os estudos anteriores registaram que o comprimento da ansa duodenal variava entre 98-138 cm na galinha, 170213 cm no ganso, 100-158 cm no pato, 53-84 cm no pombo e 200-250 cm no peru. Esta conclusão está de acordo com Hassouna (2001), que afirmou que, em todas as espécies de aves, o jejuno era a parte mais comprida do intestino delgado, e o autor verificou que a percentagem média mais baixa do comprimento do íleo em relação ao comprimento total do intestino delgado era registada nas galinhas (2,7%). Em termos de comprimento dos cecos, o intervalo foi de 12-25 cm na galinha, 22-34 cm no ganso, 10-20 cm no pato e 2-7 cm no pombo. Estes resultados são semelhantes aos de Hassouna (2001), que provou que os cecos são expansões cilíndricas longas nas galinhas. Quanto ao comprimento do intervalo reto-cloacal, os valores foram de 8-11 cm no frango, 16-22 cm no ganso, 8-13 cm no pato e 3-4 cm no pombo. Por último, registaram o intervalo de comprimento total do TGI da galinha, do ganso, do pato, do pombo e do peru. Os valores foram os seguintes 152-234cm, 279-352cm, 150-250cm, 72-125cm e 390-500cm, respetivamente.

CAPÍTULO 6

EFEITOS DA ABLAÇÃO PARCIAL DA GLÂNDULA UROPIGIAL NA CONCENTRAÇÃO DA HORMONA DO CRESCIMENTO E NO ASPECTO HISTOMÉTRICO DO SISTEMA DIGESTIVO DA GALINHA AKAR PUTRA

6.1 Introdução

A glândula uropigial (UG) é a única glândula subcutânea no corpo das aves (Mclelland, 1990). Chama-se glândula uropigial com base na sua posição, que é na base da cauda, dorsalmente entre a quarta vértebra caudal e o pigóstilo (Sawad, 2006a,b). A função da glândula é ainda objeto de controvérsia. Há muitas funções aceites das secreções da glândula, como conferir propriedades repelentes de água ao pelo das penas e manter a sua flexibilidade. Além disso, propõe-se que esteja associada à produção de feromonas, ao controlo da higiene da plumagem, ao isolamento térmico e à defesa contra predadores (Apandi e Edwards, 1964; Vincze *et al.*, 2013).

O controlo hormonal do crescimento nas aves de capoeira e noutras espécies é complexo. Os dados disponíveis apoiam o conceito de que a hormona do crescimento (GH) e as hormonas da tiroide são as principais hormonas responsáveis pela obtenção de um crescimento normal nas aves domésticas. Outras hormonas, incluindo as somatomedinas, a hormona de crescimento epidérmico, os esteróides sexuais e os metabolitos da vitamina D, estão também envolvidas no controlo do crescimento. Será necessário um estudo considerável para elucidar o papel exato das várias hormonas no crescimento das aves (Scanes *et al.*, 1984). A produção e a secreção hipofisária de GH são reguladas pelas hormonas hipotalâmicas somatostatina e hormona libertadora de GH (GHRH). A GH tem um efeito direto sobre o músculo, o osso, a gordura, a lipólise e a reprodução. A GH também tem um efeito indireto nesses órgãos, estimulando o fígado a segregar o fator de crescimento semelhante à insulina IGF-I. (Scanes *et al.*, 1975; Wang *et al.*, 2006).

O tubo digestivo das aves é constituído por um tubo digestivo da cabeça (cavidade bucal, incluindo o bico, a língua e a faringe) e por um tubo digestivo do tronco, que inclui o esófago (partes superior e inferior), o papo, o proventrículo, a moela, o intestino delgado (duodeno, jejuno e íleo) e o intestino grosso, que nas aves tem um ceco duplo, um cólon curto e uma cloaca multifuncional (Nickel *et al.*, 1977). A parede da maioria das partes do TGI é constituída histologicamente por quatro camadas: mucosa, submucosa, muscular e serosa. A mucosa do intestino delgado forma vilosidades que se projectam no lúmen e aumentam consideravelmente a superfície de absorção global do órgão. A superfície epitelial das vilosidades é um pequeno epitélio colunar com numerosas células caliciformes. As células absorventes intestinais têm microvilosidades extensas na sua superfície apical. As células caliciformes encontram-se dispersas entre as células de absorção e produzem o muco (Ann, 2004). As glândulas intestinais (criptas de Lieberkuhn) estendem-se da base das vilosidades para a lâmina própria subjacente (Aughey e Frye, 2001).

6.2 Material e método

6.2.1 Alimentação e gestão de animais

A raça e o número de galinhas Akar Putra, o alojamento, o projeto experimental e o procedimento de ablação parcial da glândula uropigial (PU) foram os mencionados no capítulo três.

6.2.2 Ensaio da hormona de crescimento

O soro de 2 machos e 2 fêmeas/réplica foi testado para medir a concentração de GH. Uma vez que a secreção de GH nas galinhas era pulsátil e o nível de GH não era constante num período de dia e noite (Zheng *et al.*, 2007), recolhemos amostras de sangue de 3 ml de uma veia da asa de manhã e num curto período (0800 a 0900 h) às 7, 10 e 12 semanas. O soro foi separado por centrifugação a 4000 rpm durante 15 min e depois armazenado a -20°C para o ensaio de GH. Todas as pontas e tubos foram esterilizados em autoclave a 121 °C e 15 bar durante 15 minutos. Foi utilizado um kit Elisa para a hormona de crescimento (GH) de galinha (CSB-E09866CH) fornecido pela ([1] CUSABIO Company), seguindo o seu procedimento. Este ensaio utiliza a técnica de imunoensaio enzimático de inibição competitiva. A placa de microtitulação fornecida neste kit foi pré-revestida com um anticorpo específico para GH. Os padrões ou amostras são adicionados aos poços apropriados da placa de microtítulo com GH conjugado com biotina. É iniciada uma reação de inibição competitiva entre o GH (padrões ou amostras) e o GH conjugado com biotina com o anticorpo pré-revestido específico para o GH. Quanto maior for a quantidade de GH nas amostras, menor será a ligação do anticorpo ao GH conjugado com biotina. Após a lavagem, adiciona-se aos alvéolos peroxidase de rábano conjugada com avidina (HRP). A solução de substrato é adicionada aos poços e a cor

* www.cusabio.com, Email: tech@cusabio.com, Mob: 0060-862787582341.

desenvolve-se de forma oposta à quantidade de GH na amostra. O desenvolvimento da cor é interrompido e a intensidade da cor é medida.

6.2.3 GIT Ensaio histométrico

Para a análise morfométrica entérica, quatro aves (2 machos, 2 fêmeas)/replicado no último dia da experiência foram eutanasiadas por injeção cutânea na veia ulnar de pentobarbito de sódio (80 mg/kg) (Mitchell e Smith, 1991), e os órgãos do sistema digestivo foram recolhidos. Um segmento de 1 cm do ponto médio do esófago, proventrículo, moela, duodeno, jejuno, íleo, ceco e reto foi retirado e fixado em formalina tamponada a 10% durante 72 h. Cada segmento foi depois incluído em parafina e uma secção de 2 µm de cada amostra foi colocada numa lâmina de vidro e corada com hematoxilina e eosina para exame com um microscópio de luz (Sakamoto *et al.*, 2000). Os parâmetros avaliados foram a espessura das camadas mucosa, submucosa, mascularis e serosa. Além disso, procedeu-se à medição dos parâmetros da mucosa intestinal: comprimento das vilosidades, profundidade da cripta e mucosa mascular, bem como a área de superfície das vilosidades. Os parâmetros morfológicos foram medidos num analisador de imagem computorizado (Leica DM LB2, Alemanha). Foram efectuadas dez medições por ave e por parâmetro. O comprimento das vilosidades foi medido desde o topo das vilosidades até à área de transição vilosidade-cripta. A área da superfície das vilosidades foi calculada seguindo a altura das vilosidades de base a base. A profundidade da cripta foi medida da base para cima até à região de transição entre a cripta e as vilosidades (Aptekmann *et al.*, 2001). A razão de variação foi contada com base na fórmula relatada por (Jawad *et al.*, 2015).

6.2.4 Análise estatística

Esta investigação utilizou uma amostragem aleatória completa de uma via (Steel e Torrie, 1980). Os dados obtidos foram analisados através de uma análise de variância (ANOVA) unidirecional. Se o tratamento afectasse significativamente o frango, seriam aplicados LSD e Duncan (1955) Multiple Range (DRMT) (Gaspers, 1991; Genstat, 2003). As diferenças entre os tratamentos foram consideradas significativas a um nível de $P < 0,01$ e $P < 0,05$.

6.3 Resultados

6.3.1 Concentração sérica de GH

O efeito da ablação parcial da UG na concentração de GH no soro do frango Akar Putra é apresentado na Tabela 21. A remoção da glândula nos machos às semanas 3, 5 e 4 teve uma concentração de GH mais elevada à semana 7 de idade (P < 0,05), e as suas proporções de variação em relação ao grupo de controlo foram de 9,6%, 7,3% e 4,6%, respetivamente. Por outro lado, a remoção da glândula nas fêmeas não teve efeito sobre a concentração de GH na 7ª semana de idade. A avaliação da concentração de GH na semana 10 de idade não mostrou diferenças significativas (P > 0,05) para ambos os sexos. Contrariamente, o seu nível à 12ª semana de idade revelou que todos os tratamentos com PU tinham uma superioridade dependente (P < 0,05) em relação ao tratamento de controlo nos machos; no entanto, não houve diferença significativa entre as transacções 3, 4 e o grupo de controlo. A razão de variação mais elevada do que o grupo de controlo observada em T2 (25,3%) seguido por T5 (16,1%), T3 (12,8%) e T4 (12,2%). Além disso, foi registada uma superioridade significativa (P < 0,01) nas fêmeas na semana 12 para T5 (21,8%), T4 (19,6%) e T2 (18,7%). Curiosamente, a aplicação da operação de PU na semana 3 causou uma diferença significativa (P < 0,05) para os homens do que para as mulheres na concentração de GH na semana 7 de idade. Enquanto na semana 12, a concentração de GH foi maior nas fêmeas do que nos machos em T4 (P < 0,01) e T5 (P < 0,05).

6.3.2 Parâmetros histométricos do sistema digestivo

O efeito da operação de UP sobre os parâmetros histométricos da parte superior do aparelho digestivo à 12ª semana de idade é apresentado na Tabela 22. Refere-se claramente à ausência de diferenças estatísticas entre os tratamentos na espessura total da parede da parte superior do trato digestivo, que inclui: esófago, proventrículo e moela. Por outro lado, foram diagnosticadas diferenças altamente significativas (P < 0,01) na espessura das camadas da parede do intestino delgado em machos e fêmeas das transacções de PU e do grupo de controlo (Tabela 23, 24).

Quadro 21: Efeito da operação de UP na concentração sérica de hormona do crescimento (pg/ml) de frangos Akar Putra em diferentes períodos.

Semana	Sexo	Tratamentos				
		T1	T2	T3	T4	T5
7	♂	3976.29±35.986^{b}	4356,695±42,427^{a,*}	4160.365±24.061^{ab}	4267.305±55.411^{a}	4003.88±129.609^{b}
	♀	3856.145±23.5.799	4135.135±42.427	4051.495±74.256	4186.07±6.611	4219.045±54.776
10	♂	3635.103±89.671	3996.397±53.868	4009.633±44.398	3940.27±138.232	3986.687±97.436
	♀	3895.603±85.311	4078.213±130.256	3916.14±56.259	4191.893±95.731	4209.963±27.162
12	♂	3386.01±111.728^{b}	4043.373±400.523^{a}	3817.87±195.683^{ab}	3799.197±39.891^{ab}	3930.523±119.207^{a}
	♀	3537.007±225.441^{b}	4199.273±84.232^{a}	3588.193±46.304^{b}	4231.143±25.334^{a,**}	4307.29±24.593^{a,*}

- Os valores médios com (a, b) sobrescrito comum nas linhas do sexo masculino diferem significativamente (P<0,05).

- Os valores médios com (a, b) sobrescrito comum na linha das fêmeas diferem significativamente (P<0,01).

- Valores médios com (*) sobrescrito comum significam diferenças significativas (P<0,05) entre machos e fêmeas.

- Valores médios com (**) sobrescrito comum significam diferenças significativas (P<0,01) entre machos e fêmeas.

- *3:* homem; $: mulher.

As maiores espessuras de parede do duodeno, jejuno e íleo no sexo masculino foram registadas em T2 (65,7%; 32,5%; 39,2%) e T5 (67%; 38%; 58%), resultado principalmente da elevada diferença significativa (P < 0,01) no comprimento das vilosidades (75,4%; 50,5%; 46%) para T2 e (76,2%; 61,1%; 82,2%) para T5. Estes resultados não diferiram muito em termos de sexo feminino, as superioridades (P < 0,01) na espessura da parede de cada duodeno e íleo também foram para T2 (46,9%; 67,8%) e T5 (26,7%; 78,6%), causadas pela diferença notável (P < 0,01) na espessura da camada mucosa para T2 (42,9%; 77,2%) e T5 (27,7%; 81,2%). Além disso, as Tabelas 25 e 26 revelaram que foram observados impactos estatísticos (P < 0,05) apenas na espessura da parede do ceco e do cólon dos machos para T2 (21%; 9,7%), T3 (6,6%; 9,7%), T4 (4,8%; 3%) e T5 (21,3%; 8,7%). No entanto, não houve influência significativa (P > 0,05) entre T3, T4 e o grupo de controlo na espessura total da parede do ceco, e entre T4 e o grupo de controlo na espessura total da parede do cólon.

Quadro 22: Efeito da operação de UP sobre os parâmetros histométricos da parte superior do sistema digestivo na 12ª semana de idade.

GIT parte	Sexo	Parâmetro	Tratamentos T1	T2	T3	T4	T5
E	♂	M	63.719±3.384	64.719±2.871	64.019±3.206	63.819±3.323	63.919±3.264
		SM	2.041±0.171	2.141±0.125	2.071±0.152	2.081±0.146	2.131±0.127
		MA	11.34±0.293	11.66±0.273	11.54±0.265	11.49±0.277	11.57±0.26
		S	2.131±0.169	2.331±0.184	2.231±0.146	2.131±0.169	2.241±0.147
		TWT	79.231±3.393	80.851±2.77	79.861±3.181	79.521±3.331	79.861±3.218
	♀	M	22.947±1.382	23.547±1.552	23.087±1.414	22.947±1.418	23.347±1.486
		SM	1.981±0.243	2.181±0.317	2.021±0.247	2.011±0.245	2.081±0.264
		MA	20.454±0.763	20.854±1	20.554±0.81	20.654±0.867	20.754±0.931
		S	2.022±0.21	2.122±0.227	2.052±0.21	2.072±0.213	2.092±0.217
		TWT	47.404±1.716	48.704±2.072	47.714±1.787	47.684±1.944	48.274±1.981
P	♂	M	45.832±0.82	46.232±0.758	46.032±0.764	46.144±0.754	46.164±0.754
		SM	165.703±3.044	166.037±3.113	165.77±3.057	166.07±3.12	166.087±3.124
		MA	14.62±1.553	15.02±1.427	14.82±1.478	14.732±1.508	14.892±1.456
		S	2.034±0.199	2.19±0.265	2.168±0.25	2.108±0.217	2.39±0.427
		TWT	228.189±4.596	229.479±4.354	228.79±4,42	229.054±4.524	229.533±4.576
	♀	M	44.832±1.523	45.632±0.917	45.032±1.352	44.944±1.426	45.512±0.991
		SM	164.37±2.87	166.037±3.113	164.453±2.875	165.037±2.935	165.703±3.044
		MA	14.54±1.589	14.83±1.474	14.6±1.562	14.492±1.612	14.64±1.544
		S	2.214±0.373	2.234±0.37	2.238±0.37	2.254±0.369	2.258±0.369
		TWT	225.956±4.827	228.733±4.556	226.323±4.726	226.727±4.773	228.113±4.655
G	♂	K	16.108±0.569	16.268±0.518	16.108±0.569	16.108±0.569	16.108±0.569
		M	17.734±0.608	17.594±0.666	17.734±0.608	17.734±0.608	17.734±0.608
		SM	12.166±0.907	12.366±0.976	12.566±1.079	12.366±0.976	12.564±1.078
		MA	213.6±3.868	214.8±3.072	214.4±3.311	214.2±3.441	214±3.578
		S	1.88±0.066	1.94±0.121	1.96±0.14	1.98±0.159	2±0.179
		TWT	261.488±3.567	262.968±2.483	262.768±2.947	262.388±3.075	262.406±3.255
	♀	K	16.108±0.569	16.162±0.607	16.202±0.629	16.222±0.675	16.196±0.562
		M	17.334±0.468	17.534±0.504	17.496±0.491	17.436±0.476	17.734±0.608
		SM	11.366±0.736	13.166±1.508	13.026±1.498	13.314±1.466	13.566±1.426
		MA	212.2±3.813	213.6±3.868	212.6±3.776	212.4±3.789	213.2±3.8
		S	1.8±0.054	1.88±0.066	1.8±0.1	1.84±0.075	1.78±0.116
		TWT	258.808±3.753	262.342±3.963	261.124±3.971	261.212±3.915	262.476±3.389

- E: esófago; P: proventrículo; G: moela; M: mucosa; SM: submucosa; MA: muscularis; S: serosa; K: queratinoide; TWT: espessura total da parede (K+M+SM+MA+S); ♂: macho; ♀: fêmea.

Tabela 23: Efeito da operação de UP nos parâmetros histométricos das partes do intestino delgado dos machos na 12ª semana de idade.

GIT parte	Parâmetro	Tratamentos				
		T1	T2	T3	T4	T5
	VL	61.026±3.728^{d}	107.017±2.168^{a}	92.944±2.304^{b}	75.1±5.3^{c}	107.513±5.779^{a}
	AAV	266.536±11.473^{c}	383.608±8.443^{a}	361.868±11.822^{ab}	339.148±11.448^{b}	385.608±7.377^{a}
	DL	6.345±0.353^{c}	10.264±0.393^{b}	12.151±0.231^{a}	10.501±0.503^{b}	10.601±0.294^{b}
	MM	1.554±0.109^{abc}	1.64±0.16^{ab}	1.851±0.102^{a}	1.477±0.064^{bc}	1.295±0.091^{c}
D	**TMT**	68.925±3.499^{d}	118.921±2.3^{a}	106.946±2.403^{b}	87.078±5.304^{c}	119.409±5.84^{a}
	SM	0.857±0.048^{b}	1.48±0.158^{a}	1.403±0.113^{a}	1.409±0.089^{a}	0.994±0.079^{b}
	MA	6.786±0.446^{b}	7.881±0.314^{ab}	6.966±0.341^{b}	8.688±0.315^{a}	8.426±0.668^{a}
	S	1.982±0.121^{b}	1.853±0.144^{b}	2.07±0.176^{b}	2.792±0.162^{a}	2.327±0.167^{b}
	TWT	78.55±3.266^{d}	130.135±2.507^{a}	117.385±2.484^{b}	99.967±5.174^{c}	131.156±5.802^{a}
	VL	43.318±1.964^{c}	65.21±0.592^{a}	54.8±3.222^{b}	48.636±2.093^{c}	69.788±1.096^{a}
	AAV	95.5±3.97^{c}	136.652±1.778^{a}	107.448±1.615^{b}	102.98±5.734^{bc}	137.7±3.896^{a}
	DL	8.922±0.416^{ab}	10.244±0.311^{a}	8.274±0.533^{b}	10.07±1.013^{a}	7.594±0.157^{b}
	MM	1.62±0.169^{ab}	1.868±0.127^{a}	1.228±0.148^{c}	1.426±0.033^{bc}	1.22±0.041^{c}
J	**TMT**	53.86±2.291^{c}	77.322±0.795^{a}	64.302±3.429^{b}	60.132±1.183^{b}	78.602±1.185^{a}
	SM	1.194±0.193^{b}	1.9±0.186^{a}	0.852±0.086^{b}	1.074±0.088^{b}	1.008±0.055^{b}
	MA	9.614±0.568^{a}	6.96±0.491^{b}	6.928±0.284^{b}	7.02±0.138^{b}	9.948±0.458^{a}
	S	1.53±0.085	1.536±0.167	1.544±0.146	1.318±0.101	1.79±0.073
	TWT	66.198±2.18^{c}	87.718±0.84^{a}	73.626±3.669^{b}	69.544±1.144^{bc}	91.348±1.575^{a}
	VL	35.52±3.003^{c}	51.874±6.851^{b}	47.596±1.066^{bc}	49.44±0.984^{b}	64.73±5.158^{a}
	AAV	65.528±11.035^{c}	88.64±3.645^{b}	97.936±1.068^{b}	99.524±4.075^{b}	135.836±5.773^{a}
	DL	6.852±0.338^{c}	10.534±0.596^{a}	8.902±0.727^{ab}	8.324±0.652^{bc}	10.496±0.343^{a}
	MM	1.534±0.1	1.648±0.139	1.73±0.105	1.564±0.1	1.948±0.175
I	**TMT**	43.906±2.849^{c}	64.056±6.315^{b}	58.228±1.453^{b}	59.328±1.307^{b}	77.174±5.311^{a}
	SM	1.11±0.051^{b}	1.168±0.075^{b}	2.074±0.155^{a}	1.21±0.082^{b}	1.228±0.089^{b}
	MA	8.962±0.319^{b}	10.234±0.12^{a}	8.79±0.2^{b}	7.712±0.293^{c}	7.886±0.181^{c}
	S	1.58±0.226	1.854±0.108	1.896±0.105	1.538±0.154	1.478±0.133
	TWT	55.558±2.684^{c}	77.312±6.295^{ab}	70.988±1.669^{b}	69.788±1.424^{b}	87.766±5.216^{a}

- Os valores médios com (a, b, c) sobrescrito comum nas linhas diferem significativamente (P<0,01).

- Os valores médios de MM do duodeno e DL do jejuno com (a, b, c) sobrescrito comum nas linhas diferem significativamente (P<0,05).

- D: duodeno; J: jejuno; I: íleo; Vl: comprimento das vilosidades; AAV: área de absorção das vilosidades; DL: profundidade das criptas de Lieberkuhn; MM: muscularis mucosa; TMT: espessura total da mucosa (VL+DL+MM); SM: submucosa; MA: muscularis; S: serosa; TWT: espessura total da parede (TMT+SM+MA+S).

Tabela 24: Efeito da operação de UP sobre os parâmetros histométricos das partes do intestino delgado das fêmeas na 12ª semana de idade.

GIT parte	Parâmetro	Tratamentos T1	T2	T3	T4	T5
	VL	54.024±3.101^{b}	71.236±1.18^{a}	51.256±2.612^{b}	68.744±1.687^{a}	69.827±1.83^{a}
	AAV	136.906±6.602	151.132±4.524	135.906±6.231	149.394±7.763	149.394±2.783
	DL	8.952±0.271^{c}	18.614±0.471^{a}	7.498±0.339^{d}	10.281±0.375^{b}	10.975±0.497^{b}
	MM	1.423±0.089^{b}	2.146±0.055^{a}	1.478±0.106^{b}	1.587±0.104^{b}	1.462±0.053^{b}
D	**TMT**	64.399±3.082^{c}	91.996±1.559^{a}	60.232±2.519^{c}	80.612±1.592^{b}	82.264±2.056^{b}
	SM	1.311±0.091	1.452±0.1	1.423±0.069	1.317±0.121	1.306±0.127
	MA	5.694±0.257^{c}	11.992±0.478^{a}	8.438±0.434^{b}	8.903±0.345^{b}	6.666±0.438^{c}
	S	1.465±0.128^{b}	1.57±0.054^{b}	1.47±0.125^{b}	2.008±0.101^{a}	2.072±0.06^{a}
	TWT	72.869±2.848^{c}	107.01±1.876^{a}	71.563±2.677^{c}	92.84±1.706^{b}	92.308±1.972^{b}
	VL	58.378±1.959	61.534±4.218	58.378±3.752	60.178±3.557	59.242±0.876
	AAV	119.412±5.069	130.736±5.426	119.412±9.702	123.412±8.815	126.228±1.971
	DL	8.604±0.765^{ab}	6.86±0.259^{b}	9.83±0.76^{a}	8.394±0.748^{ab}	9.774±0.162^{a}
	MM	1.072±0.083	1.406±0.088	1.268±0.137	1.028±0.065	1.232±0.124
J	**TMT**	68.054±2.607	69.8±4.174	69.476±3.467	69.6±3.246	70.248±0.916
	SM	1.364±0.082	1.032±0.111	1.098±0.124	0.982±0.089	0.976±0.081
	MA	6.15±0.242^{d}	9.978±0.498^{a}	7.844±0.338^{c}	8.288±0.172^{bc}	8.852±0.199^{b}
	S	1.628±0.156	1.164±0.085	1.496±0.105	1.42±0.057	1.496±0.144
	TWT	77.196±2.814	81.974±4.263	79.914±3.265	80.29±3.126	81.572±0.875
	VL	28.784±1.949^{b}	52.442±1.554^{a}	31.744±1.632^{b}	28.512±0.649^{b}	52.544±1.786^{a}
	AAV	62.46±4.359^{b}	104.76±6.822^{a}	67.816±3.46^{b}	61.048±1.654^{b}	110.628±5.264^{a}
	DL	6.476±0.468^{d}	11.26±0.696^{ab}	10.204±0.649^{bc}	8.19±0.418^{cd}	12.442±1.032^{a}
	MM	1.384±0.119	1.232±0.073	1.422±0.097	1.544±0.08	1.424±0.125
I	**TMT**	36.644±2.104^{c}	64.934±2.178^{a}	43.37±2.16^{b}	38.246±0.882^{bc}	66.41±1.797^{a}
	SM	1.144±0.092^{b}	1.1±0.027^{b}	0.972±0.021^{b}	1.478±0.104^{a}	1.62±0.148^{a}
	MA	7.368±0.241^{d}	11.02±0.352^{b}	6.742±0.306^{d}	9.232±0.107^{c}	13.354±0.512^{a}
	S	1.522±0.094^{b}	1.256±0.049^{b}	1.396±0.089^{b}	1.22±0.089^{b}	1.98±0.201^{a}
	TWT	46.678±2.366^{b}	78.31±2.218^{a}	52.48±2.47^{b}	50.176±0.925^{b}	83.364±1.478^{a}

- Os valores médios com (a, b, c) sobrescrito comum nas linhas diferem significativamente (P<0,01).

- Os valores médios da DL do jejuno com (a, b, c) sobrescrito comum na linha diferem significativamente (P<0,05).

- D: duodeno; J: jejuno; I: íleo; Vl: comprimento das vilosidades; AAV: área de absorção das vilosidades; DL: profundidade das criptas de Lieberkuhn; MM: muscularis mucosa; TMT: espessura total da mucosa (VL+DL+MM); SM: submucosa; MA: muscularis; S: serosa; TWT: espessura total da parede (TMT+SM+MA+S).

Tabela 25: Efeito da operação de UP nos parâmetros histométricos das partes do intestino grosso de machos na 12ª semana de idade.

GIT parte	Parâmetro	Tratamentos				
		T1	T2	T3	T4	T5
C	VL	3.97 ± 0.118^{b}	6.674 ± 0.496^{a}	4.97 ± 0.118^{b}	4.77 ± 0.274^{b}	6.874 ± 0.579^{a}
	DL	3.322 ± 0.126^{b}	6.55 ± 0.479^{a}	3.964 ± 0.32^{b}	3.944 ± 0.33^{b}	6.47 ± 0.54^{a}
	MM	0.98 ± 0.144	0.972 ± 0.065	0.986 ± 0.142	0.966 ± 0.125	0.972 ± 0.065
	TMT	8.272 ± 0.136^{b}	14.196 ± 0.605^{a}	9.92 ± 0.408^{b}	9.68 ± 0.518^{b}	14.316 ± 0.833^{a}
	SM	1.144 ± 0.095^{b}	1.47 ± 0.063^{a}	1.282 ± 0.09^{ab}	1.28 ± 0.091^{ab}	1.45 ± 0.046^{a}
	MA	23.486 ± 2.054	24.686 ± 1.83	23.886 ± 1.886	23.686 ± 1.958	24.686 ± 1.617
	S	2.06 ± 0.217	1.94 ± 0.279	2.186 ± 0.118	1.986 ± 0.191	1.942 ± 0.243
	TWT	34.962 ± 2.198^{b}	42.292 ± 1.593^{a}	37.274 ± 2.046^{ab}	36.632 ± 2.167^{ab}	42.394 ± 1.032^{a}
CO	VL	15.682 ± 0.46	16.492 ± 0.364	16.476 ± 1.33	15.892 ± 0.63	16.092 ± 0.482
	DL	7.428 ± 0.115^{c}	7.482 ± 0.409^{c}	8.936 ± 0.461^{ab}	8.196 ± 0.301^{bc}	9.556 ± 0.508^{a}
	MM	2.062 ± 0.322	2.98 ± 0.335	2.346 ± 0.139	2.202 ± 0.16	1.996 ± 0.107
	TMT	25.172 ± 0.673	26.954 ± 0.613	27.758 ± 1.137	26.29 ± 0.717	27.644 ± 0.844
	SM	2.508 ± 0.298^{b}	5.15 ± 0.211^{a}	2.846 ± 0.432^{b}	2.264 ± 0.122^{b}	2.918 ± 0.246^{b}
	MA	16.982 ± 0.498	17.014 ± 0.471	17.784 ± 0.193	17.032 ± 0.139	17.214 ± 0.486
	S	3.396 ± 0.201	3.618 ± 0.349	4.344 ± 0.224	3.922 ± 0.139	4.44 ± 0.389
	TWT	48.058 ± 1.032^{b}	52.736 ± 1.135^{a}	52.732 ± 1.44^{a}	49.508 ± 0.737^{ab}	52.216 ± 1.543^{a}
R	VL	9.922 ± 0.403	10.122 ± 0.327	9.946 ± 0.421	9.923 ± 0.402	9.948 ± 0.401
	DL	5.886 ± 0.13	5.912 ± 0.137	5.946 ± 0.155	5.966 ± 0.161	6.086 ± 0.074
	MM	1.808 ± 0.125	1.848 ± 0.116	1.848 ± 0.16	1.848 ± 0.106	1.868 ± 0.116
	TMT	17.616 ± 0.547	17.882 ± 0.494	17.74 ± 0.649	17.737 ± 0.574	17.902 ± 0.487
	SM	2.842 ± 0.308	2.862 ± 0.299	2.882 ± 0.291	2.822 ± 0.295	2.782 ± 0.274
	MA	20.268 ± 0.838	20.268 ± 0.838	20.468 ± 0.723	20.428 ± 0.743	20.354 ± 0.784
	S	1.562 ± 0.04	1.576 ± 0.049	1.616 ± 0.064	1.622 ± 0.072	1.662 ± 0.077
	TWT	42.288 ± 0.867	42.588 ± 0.974	42.706 ± 0.83	42.609 ± 0.826	42.7 ± 0.588

- Os valores médios com (a, b, c) sobrescrito comum nas linhas diferem significativamente ($P<0,01$).
- Os valores médios de SM e TWT do ceco e TWT do cólon com (a, b, c) sobrescrito comum nas linhas diferem significativamente ($P<0,05$).
- C: ceco; CO: cólon; R: reto; Vl: comprimento das vilosidades; DL: profundidade das criptas de lieberkuhn; MM: muscularis mucosa; TMT: espessura total da mucosa (VL+DL+MM); SM: submucosa; MA: muscularis; S: serosa; TWT: espessura total da parede (TMT+SM+MA+S).

Tabela 26: Efeito da operação de UP sobre os parâmetros histométricos das partes do intestino grosso das fêmeas na 12ª semana de idade.

GIT parte	Parâmetro	Tratamentos T1	T2	T3	T4	T5
C	VL	5.46±0.758	5.282±0.562	5.462±0.468	5.662±0.428	5.462±0.248
	DL	6.178±0.405	6.232±0.394	6.432±0.22	6.232±0.334	6.432±0.323
	MM	0.808±0.052	0.98±0.232	0.844±0.04	0.904±0.083	0.924±0.101
	TMT	12.446±0.859	12.494±0.594	12.738±0.488	12.798±0.64	12.818±0.473
	SM	1.35±0.133	1.368±0.107	1.344±0.13	1.544±0.081	1.484±0.119
	MA	18.148±0.412	19.168±1.135	18.768±0.76	18.568±0.775	18.168±0.413
	S	1.96±0.079	2.07±0.185	2.09±0.202	2.072±0.213	2.072±0.102
	TWT	33.904±1.078	35.1±1.414	34.94±1.062	34.982±1.222	34.542±0.779
CO	VL	14.12±0.101	14.97±0.436	14.64±0.396	14.776±0.213	14.93±0.464
	DL	6.744±0.237	6.944±0.161	6.864±0.219	6.71±0.302	6.938±0.356
	MM	1.278±0.148	1.444±0.169	1.484±0.231	1.836±0.114	1.836±0.15
	TMT	22.142±0.218	23.358±0.577	22.988±0.499	23.322±0.305	23.704±0.762
	SM	2.82±0.349	2.124±0.16	2.202±0.119	2.776±0.202	2.41±0.295
	MA	15.514±0.114	15.33±0.196	15.868±0.218	15.816±0.26	15.916±0.316
	S	3.474±0.166	3.626±0.273	3.052±0.101	3.184±0.134	3.93±0.214
	TWT	43.95±0.529	44.438±0.251	44.11±0.267	45.098±0.226	45.96±1.081
R	VL	9.782±0.498	10.042±0.346	9.892±0.454	9.889±0.423	9.908±0.423
	DL	5.726±0.192	5.774±0.18	5.854±0.178	5.914±0.169	6.114±0.067
	MM	1.668±0.17	1.728±0.157	1.768±0.173	1.808±0.109	1.788±0.137
	TMT	17.176±0.802	17.544±0.65	17.514±0.767	17.611±0.64	17.81±0.513
	SM	2.742±0.256	2.802±0.265	2.842±0.267	2.902±0.349	2.902±0.349
	MA	20.268±0.838	20.288±0.825	20.554±0.686	20.386±0.766	20.434±0.74
	S	1.492±0.083	1.57±0.05	1.596±0.071	1.632±0.07	1.706±0.074
	TWT	41.678±0.767	42.204±0.879	42.506±0.772	42.531±0.854	42.852±0.654

- C: ceco; CO: cólon; R: reto; Vl: comprimento das vilosidades; DL: profundidade das criptas de lieberkuhn; MM: muscularis mucosa; TMT: espessura total da mucosa (VL+DL+MM); SM: submucosa; MA: muscularis; S: serosa; TWT: espessura total da parede (TMT+SM+MA+S).

6.4 Discussão

Os resultados mostraram que a ablação parcial da UG não teve consequências graves para a sobrevivência do frango Akar Putra, não tendo ocorrido qualquer mortalidade durante o período experimental. Isso está de acordo com (Jacob, 1976; Chen *et al.*, 2003) que, considerando o papel fisiológico da UG, parece que a glândula não está necessariamente presente em todos os grupos de aves. Este facto, observado em várias espécies, juntamente com a falta de uma correspondência ecológica bem definida, sugere que, quando presente, a função da glândula pode ser diversa mas não essencial. A este respeito, é interessante o facto de a extirpação da glândula não ter sido perigosa para a sobrevivência de gansos, galinhas e passeriformes. Além disso, Montalti e Salibiàn (2000) mencionaram que o óleo da UG não é importante para as aves que não o possuem. Por outro lado, Good Win (1983) referiu que o UG em algumas aves não é ativo. Posteriormente, Moyer *et al.* (2003a, b) explicaram que as aves que não possuem UG utilizam banhos de espanador para manter e limpar as suas penas.

6.4.1 Efeito do funcionamento da PU na concentração de GH:

Com base nos resultados, este estudo sugere que a UG desperdiça substâncias preciosas do corpo da ave. Estas substâncias são os ácidos gordos essenciais, especialmente o ácido arquidónico. Normalmente, o ácido arquidónico é transformado no organismo em prostaglandinas, tromboxanos, lipoxinas e leucotrienos (Davidson e Abramowitz, 2002). As prostaglandinas são responsáveis por estimular a glândula pituitária anterior a produzir e libertar GH (Girouard e Savard, 1998). Por outro lado, a remoção da UG fará com que o corpo possa utilizar o óleo da glândula para produzir materiais importantes como a GH. Através dos resultados dos testes de GH, verificou-se que a concentração de GH no sangue diminuía com a idade. Os cientistas referiram que, em todas as espécies de aves estudadas, a concentração de GH no plasma era elevada durante o período de crescimento rápido. Depois, as concentrações plasmáticas de GH diminuíram durante o período de crescimento lento, atingindo concentrações baixas nas aves adultas (Vasilatos e Scanes, 1991; Vasilatos *et al.*, 1999). Nesta experiência, a concentração de GH foi elevada na 7ª semana de idade e diminuiu gradualmente nas 10ª e 12ª semanas, o que confirmou os resultados acima referidos. Por outro lado, este estudo mostra que o metabolismo animal é controlado por uma variedade de hormonas que formam um sistema complexo que afecta diretamente o crescimento. Entre as hormonas, a GH tem sido referida como estando envolvida no controlo do crescimento das galinhas (Parmer *et al.*, 1987; Harden e Oscar, 1993). No entanto, deve salientar-se que a expressão final do crescimento é o resultado de interações entre factores nutricionais, ambientais e genéticos que aumentam com as secreções endócrinas (Bacon *et al.*, 1987; Haddad e Mashaly, 1990; Proudman *et al.*, 1995; Kermanshahi *et al.*, 2010).

6.4.2 Efeito do funcionamento da PU nos parâmetros histométricos do sistema digestivo:

O presente estudo melhorou o facto de a remoção da UG ter efeitos significativos visíveis apenas no aspeto histométrico intestinal do frango Akar Putra no que diz respeito a: comprimento das vilosidades, área de absorção das vilosidades, profundidade das criptas de lieberkuhn, muscularis mucosa, camada submucosa, camada muscular e camada serosa. Além disso, ilustrou que o aumento da espessura da parede intestinal significa uma melhoria da atividade intestinal nas funções de digestão e absorção. Por outro lado, os resultados demonstram que a parte de absorção vigorosa seria principalmente o duodeno e depois estender-se-ia ao jejuno e ao íleo. Esta observação foi semelhante à de (Al-Tememy et al., 2011), que referiu que o duodeno é a parte principal do intestino delgado na função digestiva e de absorção porque tem uma parede mais espessa em comparação com outras partes do intestino delgado, sendo seguido pelo jejuno e depois pelo íleo a este respeito. Os nossos resultados permitiram concluir que a diferenciação da espessura da parede intestinal entre os tratamentos é atribuída principalmente à diferença de espessura da camada mucosa, especialmente devido ao comprimento das vilosidades e à profundidade das glândulas intestinais (criptas de Lieberkuhn). O aumento do comprimento das vilosidades significa um aumento da área de absorção. Por outro lado, o aumento da profundidade das criptas significa mais atividade na degeneração das células epiteliais absorventes, que cobrem as vilosidades, e mais atividade na libertação de enzimas digestivas. As caraterísticas morfológicas das vilosidades corresponderam ao aumento do consumo de ração e à rápida taxa de crescimento dos frangos de carne, sugerindo a possibilidade de alterações histológicas das vilosidades intestinais relacionadas com a função intestinal (Yamauchi e Isshiki,1991;Ziswiler e Farner, 1972). No mesmo sentido, o estudo concorda com (William e Linda, 2000) que sugeriram que as vilosidades eram maiores no duodeno, mas que encurtavam gradualmente e engrossavam caudalmente. As vilosidades do íleo são mais curtas (Yamauchi et al., 1993) e mais baixas (Yamuachi et al., 1995) do que as do duodeno, o que indica que as funções de absorção das vilosidades do íleo são menos activas do que as das partes proximais do intestino, o que pode dever-se ao facto de os nutrientes já terem sido absorvidos quando o conteúdo intestinal chega às partes proximais do intestino (Yamauchi, 2002). Com base nos resultados do presente estudo, a camada submucosa da parede do intestino não tem atividade nas aves devido à ausência de glândulas de Brunner, em comparação com os mamíferos. Isto está de acordo com (William e Linda, 2000), que sugerem que a parede do intestino da galinha era semelhante à dos mamíferos, mas a ausência de glândulas duodenais e a fina submucosa da galinha são notórias.

CAPÍTULO 7

DISCUSSÃO

7.1.1 Como é que a remoção da glândula uropigial afecta o corpo?

A função da glândula uropigial (UG) é ainda objeto de controvérsia. Há muitas funções aceites das secreções da glândula, como conferir propriedades repelentes de água ao revestimento das penas e manter a sua flexibilidade. Além disso, propõe-se que esteja associada à produção de feromonas, ao controlo da higiene da plumagem, ao isolamento térmico e à defesa contra predadores (Jacob, 1992; Montalti *et al.*, 2000; Soler *et al.*, 2012; Vincze *et al.*, 2013).

Por outro lado, há muitos estudos que mencionam que a UG tem consequências negativas para o corpo. Podem ser resumidos da seguinte forma: 1. a UG desperdiça substâncias preciosas do corpo.

7.1.2 A UG desempenha um papel importante no atraso da maturidade sexual das galinhas.

Com base no que precede, podemos ter a impressão de que a glândula UG tem uma função relacionada, dependendo da espécie da ave. Ou seja, é muito importante para as aves que podem voar, porque permite-lhes voar durante o tempo chuvoso, reduzindo a fricção entre as penas e a água. No entanto, a UG não é necessária para as aves que não podem voar devido aos efeitos mencionados.

7.1.3 A UG desperdiça substâncias preciosas do organismo:

Devido à natureza das secreções oleosas da UG, não é surpreendente que a secção destes exsudados seja constituída por ácidos gordos essenciais e, de acordo com um estudo realizado por (AI-Mahdawy, 2003) em frangos de carne, mais de 45% do total de ácidos gordos que entram na componente de secreção da UG eram ácidos gordos essenciais. É sabido que as únicas funções conhecidas dos ácidos gordos essenciais são as de predecessor evolutivo das prostaglandinas e do resto do grupo dos eicosanóides, que inclui

Prostaglandinas, Tromboxanos e Leucotrienos (ver figura 18) (Micheal, 2002).

As prostaglandinas estão classificadas num grupo de ácidos gordos que derivam do ácido araquidónico; este grupo é designado por eicosanóides. O seu nome provém da palavra grega "Eikosi", que significa vinte, derivada do ácido gordo araquidónico, que contém vinte átomos de carbono e quatro ligações insaturadas. O grupo dos eicosanóides inclui também as prostaglandinas, os tromboxanos, os leucotrienos e as lipoxinas. As prostaglandinas e o resto do grupo dos eicosanóides têm uma vasta gama e variedade de influência em todos os órgãos do corpo. As prostaglandinas são consideradas hormonas locais e, inversamente, hormonas endócrinas. Não é excretada por glândulas ou tecidos especializados e é transmitida através dos vasos sanguíneos para os órgãos ou tecidos ou células alvo. No entanto, resulta da secreção da membrana plasmática de muitas células do corpo para a área exterior às células (espaço extracelular), e os seus impactos deslocam-se diretamente para as células vizinhas, pelo que é considerada uma hormona parácrina. Por vezes, são classificadas como hormonas não reais, semi-hormonas, ácidos gordos modificados, correspondência química e, finalmente, expressas como mediadores hormonais, porque as prostaglandinas organizam o trabalho de muitas hormonas mais do que o seu trabalho como hormonas em si e esta é uma das actividades mais vitais das prostaglandinas. As prostaglandinas regulam o fabrico do repórter secundário que é composto pelo monofosfato de adenosina cíclico (AMPc). Devido a este repórter estar a adaptar ou a regular ou a mediar o trabalho de muitas hormonas, as prostaglandinas terão um vasto leque de impacto dentro do corpo (Tsafriri *et al.*, 1972; Flower *et al.*, 1973; Starling e Elliott, 1974).

As hormonas dividem-se, segundo a origem quimioterapêutica, em hormonas esteróides e hormonas peptídicas. As hormonas esteróides, como as hormonas sexuais, as hormonas do córtex suprarrenal e outras, são hormonas lipídicas, que têm a capacidade de entrar na célula-alvo atravessando a sua membrana plasmática. Através da difusão, podem chegar ao núcleo da célula e desempenhar a sua função vital. Quanto às hormonas não esteróides, como a insulina, a hormona do crescimento, a adrenalina, a LH, a FSH e outras hormonas de origem proteica, não podem entrar na célula-alvo atravessando a sua membrana plasmática porque são moléculas polares. Ou seja, cada uma delas tem uma extremidade positiva e uma extremidade negativa, bem como um elevado peso molecular. Assim, estas hormonas têm de enviar mensagens através do exterior da membrana plasmática para a célula-alvo. Normalmente, existem dois sistemas de correspondência para efetuar essa função. A hormona peptídica liga-se a um recetor na membrana plasmática (o primeiro repórter). Assim, transporta a mensagem da glândula endócrina ou do tecido secretor da hormona para a superfície da célula-alvo. O primeiro repórter transmite a mensagem a outra parte do citoplasma (segundo repórter). Em muitos casos, o complexo hormona-recetor ativa indiretamente o sistema enzimático denominado ciclos do adenilato. Este sistema converte a molécula de ATP em AMPc no interior da célula-alvo. O AMPc funciona como um segundo correspondente, activando indiretamente enzimas e outras proteínas na célula-alvo. Assim, o AMPc provoca uma série de eventos bioquímicos que conduzem a muitas alterações funcionais nas células alvo. Devido ao facto de as prostaglandinas organizarem o fabrico deste repórter, elas controlam a eficácia de muitas hormonas. Por exemplo, o repórter secundário AMPc medeia o mecanismo de ação da hormona paratiroide PTH, da hormona suprarrenal ACTH, da hormona lútea LH, da hormona folículo-estimulante FSH, da hormona tirotrópica TSH e da hormona calcitonina CT (Bacon *et al.*, 2002). Além disso, a secreção da hormona de crescimento GH afectou os níveis do repórter secundário AMPc, bem como das prostaglandinas (Girouard e Savard, 1998).

As prostaglandinas são por vezes designadas por hormonas de defesa. São classificadas como hormonas dos ácidos gordos e o seu mecanismo de ação é semelhante ao das hormonas peptídicas. Vale a pena mencionar que as funções conhecidas das prostaglandinas e de outros eicosanóides em geral são a regulação da resposta do organismo a infecções, a regulação da resposta dos tecidos a algumas hormonas, o papel na reprodução, a contribuição para a produção de febre e dor associadas a lesões e doenças, a contribuição para o processo de coagulação do sangue, a regulação da pressão sanguínea, a secreção de ácidos gástricos, a contribuição para o ciclo sono-vigília, o controlo da contração do músculo liso do útero e dos ureteres (Tsafriri *et al.*, 1972).

Com base no exposto, podemos concluir que a Uropigialectomia pode contribuir para a retenção dos ácidos gordos essenciais no organismo e evitar a sua atração para o interior da UG e posterior secreção para fora do organismo. Por outro lado, irá apoiar o trabalho das Prostaglandinas, que se formam a partir do ácido gordo Araquidónico (ver figura 19), resultando na produção da hormona do crescimento. A hormona do crescimento é conhecida como a principal responsável pelo crescimento dos órgãos e da morfologia do corpo, quer através do aumento do número de células, quer através do aumento do seu tamanho. Assim, acreditamos que a melhoria do desempenho produtivo, tal como demonstrado no quarto capítulo, bem como a anatomia e histologia do sistema digestivo, tal como demonstrado no quinto e sétimo capítulos, foram consequência do aumento da secreção da hormona do crescimento pela glândula pituitária anterior.

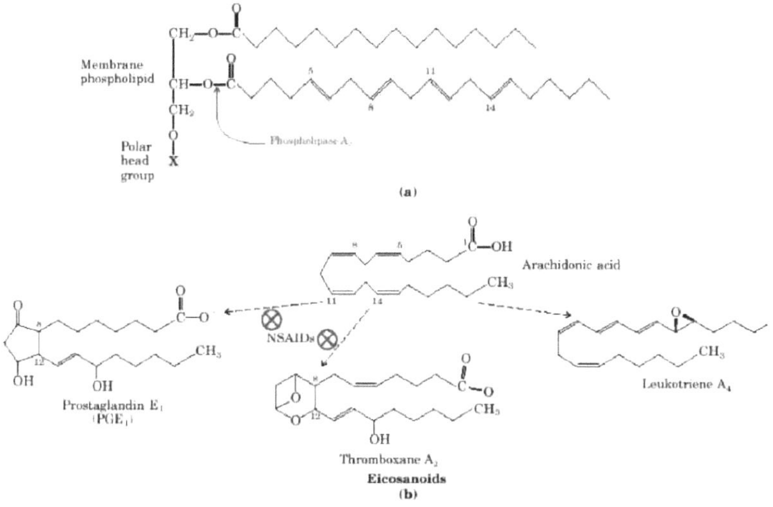

Figura 18. Processo de evolução das prostaglandinas a partir do ácido gordo araquidónico (Davidson e Abramowitz, 2002).

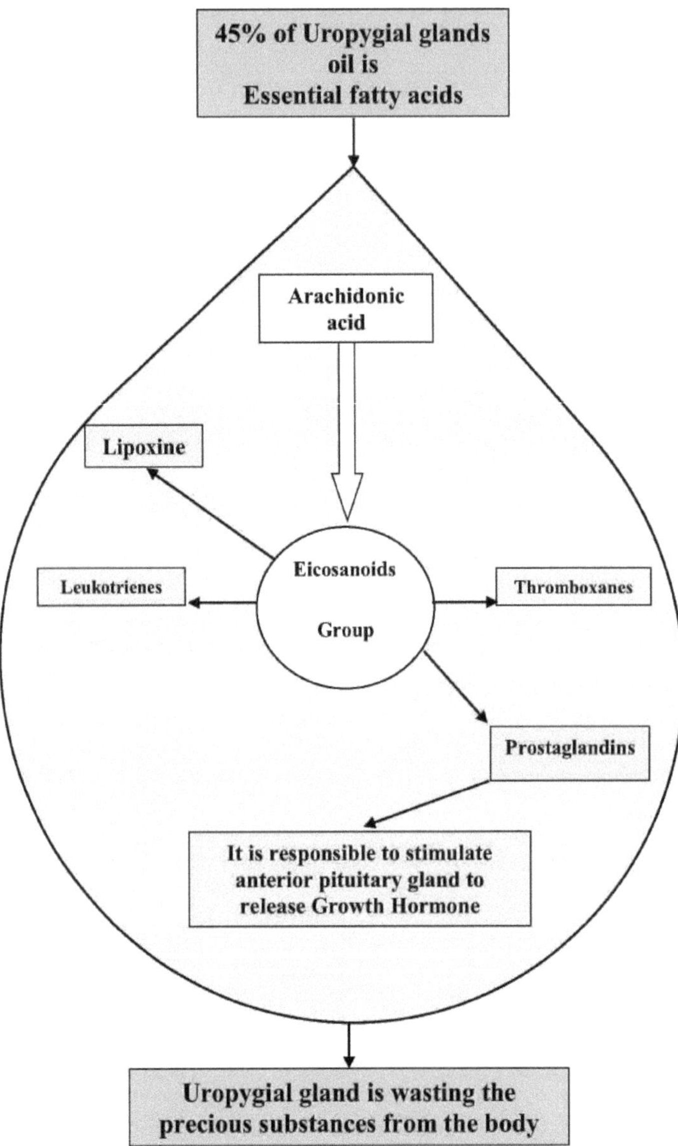

Figura 19. O procedimento de UG eficácia do corpo por resíduos de substâncias preciosas.

7.1.4 A UG desempenha um papel importante no atraso da maturidade sexual das galinhas

Temos de fornecer alguns factos sobre a UG e as hormonas que contribuem para a reprodução das aves para esclarecer as alterações hormonais que ocorrerão após a remoção da UG. Foi detectada a presença de atividade enzimática de algumas enzimas importantes, que contribuem para a produção de hormonas esteróides e para a conversão entre estas hormonas no interior do tecido da UG. No mesmo sentido, foi documentada a existência de uma interação positiva da enzima 17 β-hidroxiesteróide desidrogenase (17 β-HSDH) na UG do frango. Além disso, a GU tem a capacidade de converter a hormona progesterona em 17-hidroxiprogesterona, testosterona e androstenediona, e tem a capacidade de metabolizar a testosterona. Além disso, foi diagnosticada a presença da atividade da enzima α-hidroxiesteróide desidrogenase 3 (3 α -HSDH) na UG. Esta enzima é responsável pela conversão de cetosteróides, como a androstenediona, em 3 α-hidroxiesteróides. É importante centrarmo-nos na capacidade da UG para metabolizar a testosterona porque a secreção de UG depende da testosterona. No mesmo contexto, possui receptores específicos para a testosterona e tem a capacidade de converter esta hormona em formas não activas. Floch *et al.* (1988) estudaram a metabolização da testosterona (in vitro) utilizando a UG de codornizes machos e observaram um aumento dos derivados não activos da testosterona, como a epitestosterona e a 5 β-dihidrotestosterona, acompanhado de uma redução do nível de testosterona não metabólica. Num estudo anterior de Floch e outros (1985), verificaram que a metabolização da testosterona na UG das codornizes conduzia principalmente à produção de 5 β-dihidrotestosterona, que é um androgénio vital ineficaz (Sturkie, 1986; Fennell e Scanes, 1992; AI-Daraji, 2006). (Steimer e Hutchison, 1981) Concluíram o mesmo conceito de que a função da UG é uma atitude inibidora da testosterona. Com base no mencionado, a UG leva à diminuição da concentração de testosterona e impede o seu topo, o que tem um efeito negativo no desenvolvimento do ovário, do oviduto e das caraterísticas sexuais secundárias (Sugimoto *et al.*, 1990).

A hormona LH é uma hormona fundamental para o controlo da reprodução nas aves. As figuras (20 e 21) mostram os principais órgãos que comandam a reprodução nas galinhas e a sobreposição hormonal entre estes órgãos, que acaba por conduzir à ovulação. A secreção de LH a partir do lobo anterior da glândula pituitária é regulada pela hormona libertadora de gonadotropinas (GnRH-I), que é segregada a partir do hipotálamo para estimular a glândula pituitária a segregar LH (ver figura 22) (Robinson e Renema, 2000). Nos homens, a hormona LH controla a produção de testosterona, que é segregada a partir das células leydig no testículo. Nas fêmeas, a secreção de LH e FSH controla a secreção de estrogénio, que é necessário para que o fígado segregue a lipoproteína da gema do ovo e para o desenvolvimento do oviduto e dos folículos ováricos (Bacon *et al.*, 1980). A secreção de GnRH-I é regulada por vários factores, incluindo hormonas esteróides e péptidos neurais (Sharp, 1983).

A hormona progesterona é segregada pelas células da granulosa dos folículos ováricos. A progesterona entra e tem efeitos no topo da LH no período pré-ovulatório e contribui de alguma forma para a reação nutricional positiva que afecta a secreção de LH. Existem algumas evidências relatadas de que o pico de progesterona afectará o pico de LH no período pré-ovulatório. Bluhm *et al.* (1983) não obtiveram o pico de LH como consequência da prevenção do pico de progesterona através da utilização de inibidores da produção de esteróides, e vice-versa, quando a progesterona foi injectada no músculo, foi produzido um pico natural de LH no período pré-ovulatório.

As atitudes de biofabricação para produzir androgénios e estrogénios envolvem a progesterona ou a 17 α-hidroxipregnenolona e ambas são produzidas pelas células esteroidogénicas dos pequenos folículos. Estudos realizados fora do corpo (in vitro) descobriram que existem dois locais nos folículos ováricos responsáveis pela formação de esteróides. O primeiro são as células da granulosa (células da granulose) que segregam progesterona e pequenas quantidades de testosterona. O segundo local são as células theca internas (células theca), que formam a testosterona e o estradiol a partir da progesterona como matéria-prima (Walzem, 1996; Wiltbank *et al.*, 1989).

Por outro lado, a regressão da progesterona provocará a regressão da produção de estrogénio e de outras hormonas esteróides. Consequentemente, ocorrerão efeitos negativos sobre o ovário, o oviduto e o desenvolvimento morfológico externo da galinha (ver figura 23). Por outras palavras, sugerimos que a melhoria da morfologia do corpo foi consequência do aumento dos níveis de hormonas esteróides ao parar a função da glândula uropigial na conversão de progesterona em testosterona.

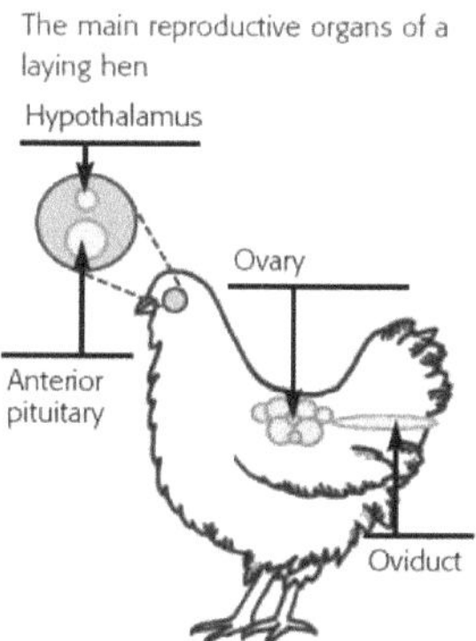

Figura 20. Principais órgãos reprodutores da galinha.

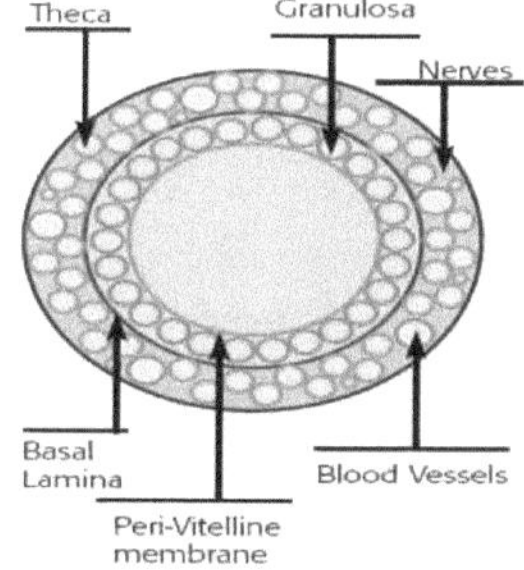

Figura 21. Vista vertical de células separadoras de hormonas esteróides sexuais e foliculares.

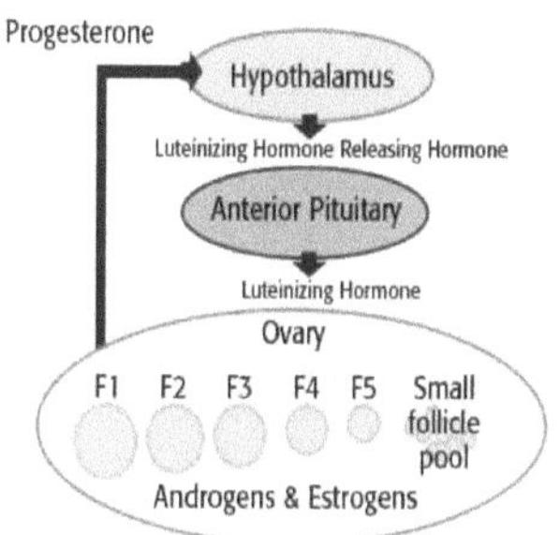

Figura 22. Interação hormonal entre o hipotálamo, a pituitária anterior e o ovário que resulta na ovulação.

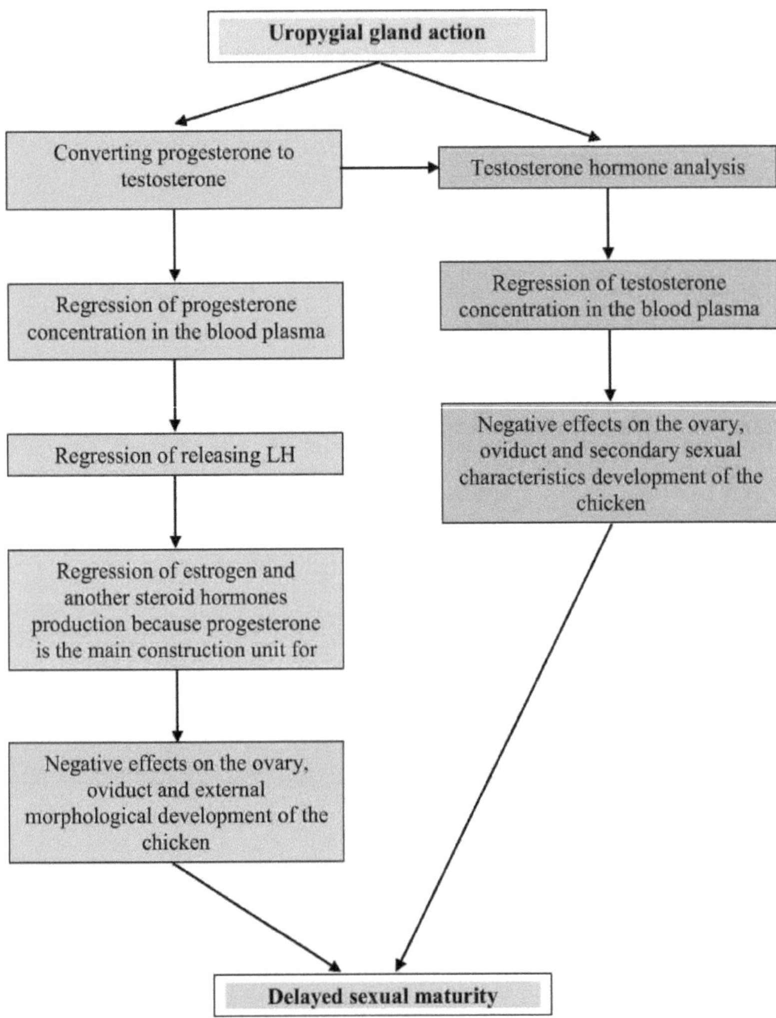

Figura 23: O procedimento da eficácia da UG na maturidade sexual da galinha.

CAPÍTULO 8

CONCLUSÃO E RECOMENDAÇÕES PARA INVESTIGAÇÃO FUTURA

Concluímos, a partir dos nossos dados, que a operação de UP é uma forma bem sucedida, segura e económica de melhorar o desempenho produtivo dos frangos da Akar Putra. Esta conclusão baseou-se principalmente nos resultados do estudo do desempenho da produção, em que se registaram diferenças altamente significativas no benefício das operações de UP em comparação com o grupo de controlo, bem como uma melhoria na taxa de conversão alimentar, especialmente nos machos.

Por outro lado, a operação de PU provocou um aumento significativo da percentagem de preparação da carcaça e do peso relativo do dorso e do peito. O último é o objetivo mais importante que procura alcançar as empresas avícolas mundiais, como resultado da crescente procura por parte dos consumidores, devido às suas especificações especiais diferentes do resto da carcaça. Assim, a PU pode ter contribuído para fornecer um método alternativo para desenvolver as partes da carcaça em vez de métodos genéticos caros e difíceis.

A melhoria no desempenho produtivo das aves nos tratamentos com PU foi conseqüência da evolução dos órgãos do sistema digestório; anatômica e histologicamente. Assim como o aumento da concentração da hormona de crescimento no soro sanguíneo, o que se reflectiu positivamente nas medidas corporais externas e na evolução dos seus órgãos internos.

Os dados recolhidos durante esta experiência indicaram diferenças nos pesos dos órgãos digestivos e no comprimento dos órgãos tubários, tanto em termos absolutos como relativos. Anatomicamente, verificou-se uma evolução em algumas partes do sistema digestivo e nos intestinos, em particular. O que leva a um aumento da superfície de absorção, aumentando assim o benefício da alimentação e melhorando o rácio de conversão alimentar. As medições histológicas das camadas das paredes dos órgãos do sistema digestivo demonstraram mais uma vez que estes órgãos foram afectados pela ablação parcial da glândula uropigial. O desenvolvimento da camada mucosa foi posterior a essa influência na maioria dos órgãos do sistema digestivo, especialmente nos intestinos. Foi registado um grande desenvolvimento no comprimento das vilosidades intestinais, o que leva a um aumento da superfície de absorção. Além disso, o aumento da profundidade das criptas de Lieberkuhn dá uma impressão clara de que é mais ativa e eficaz na renovação das células epiteliais absorvidas na superfície lateral das vilosidades.

Além disso, o aumento da concentração sérica da hormona de crescimento nas aves tratadas com UP, em comparação com o grupo de controlo, teve um papel essencial no desenvolvimento das medidas morfológicas externas do corpo, bem como no desenvolvimento dos órgãos internos, especialmente os órgãos digestivos.

Na nossa experiência, aplicámos a operação de ablação parcial da glândula uropigial em quatro idades. Identificámos diferenças produtivas e morfológicas entre as aves em todos os tratamentos. Alguns destes parâmetros foram registados todas as semanas ao longo de 12 semanas, tal como os parâmetros de desempenho produtivo. Enquanto os parâmetros morfológicos externos e o ensaio da hormona de crescimento sérica foram efectuados às semanas 7, 10 e 12 de idade. As caraterísticas da carcaça e os exames anatómicos e histológicos foram registados na idade de comercialização. Aproximadamente, para todas as caraterísticas examinadas, os melhores resultados foram registados nos tratamentos dois e cinco, quando a PU foi aplicada às semanas três e seis de idade, tanto nos machos como nas fêmeas. Embora as aves do terceiro e quarto tratamentos tenham sido significativamente superiores ao grupo de controlo na maioria das observações examinadas.

Recomendação

Com base nas conclusões, a equipa de investigação apresenta as seguintes sugestões

1. Desenvolver a investigação sobre a remoção da glândula uropigial nos pintos da primeira semana de idade, de modo a aumentar o efeito do óleo da glândula uropigial no desempenho corporal.

2. Desenvolver a investigação sobre a bioquímica do óleo da glândula uropigial para que se possa identificar exatamente o mecanismo de melhoria do desempenho do corpo após a remoção da glândula.

3. É necessária uma análise mais aprofundada para avaliar o papel da atividade endócrina no desenvolvimento dos órgãos digestivos após a aplicação da operação de UP.

4. É necessário efetuar um estudo mais aprofundado para examinar as consequências da operação de UP noutras raças de galinhas, especialmente nas raças existentes na Malásia.

REFERÊNCIAS

AI-Daraji, H.J., Abdul-Hassan, I.A., Abmad, A.S. e Razuki, R.H. (2006). Efeito da uropigialectomia em duas idades diferentes na qualidade do sémen de machos de pernilongo branco. *The Iraqi Journal of Agricultural Sciences.* 37: 213 - 218. 2006.

Akester, A.R. (1987). Form and Function in Birds (Forma e Função nas Aves). Journal of anatomy, 150, 288.

AI-Daraji, H.J., Naji, S.A., AI-Tikriti, B.T.O., e AI-Rawi, A.A. (2002). Influência da uropigialectomia (método iraquiano) no desempenho reprodutivo de diferentes bandos de galinhas. *The Iraqi Journal of Agricultural Sciences*, 33(2):165-172. Citado por AI-Daraji *et al.*, 2006.

AI-Mahdawy, R.S. (2003). O efeito da uropigialectomia (método iraquiano) sobre o desempenho produtivo e fisiológico de frangos de corte. Tese de mestrado, *Departamento de Produção Animal, Escola Superior de Agricultura, Universidade de Bagdade.* Citado por AI-Daraji *et al.*, 2006.

Abdul-Hassan, I.A. (2005). Efeito do método iraquiano (uropigialectomia) em algumas caraterísticas fisiológicas e reprodutivas de machos reprodutores de frangos de corte. Dissertação de doutoramento, *Departamento de Produção Animal, Faculdade de Agricultura, Universidade de Bagdade.*

AI-Daraji, H.J., Abdul-Hassan, I.A., Ahmad A.S., Al-Mashadani, H.A., Naji, S.A., Al-Hadethi, N.I., e Razuki, R.H. (2006). Effect of uropygialectomy at two different ages on semen quality of white leghorn males. *The Iraqi Journal of Agricultural Sciences*, 37(1): 213 - 218.

Anuário árabe de estatísticas agrícolas. (2015). Vol 34.

Aslan, K., Ozcan, S., e Kürtül, I. (2000). Vasclarização arterial da glândula uropigial (gl. Uropygialis) em gansos (Anser anser) e patos (Anas platyrhynches). Anatomia. Histologia. *Emberiologia.* 29, 291_293.

Al-Hassani, D.H., Abdul-Hussan, I.A., e Naji, S.A. (2008). Effect of uropygialectomy on some semen traits of broiler breeder males. Trabalho apresentado na conferência do Congresso Mundial de Avicultura na Austrália. Vol 64. *World Poultry Science Journal.*

Aslan, K., Ozcan, S., e Kurtul, I. (2000). Vascularização arterial das glândulas uropigiais (gl.

uropygialis) em gansos (anser anser) e patos (anas platyrhynches). *Anatomia, Histologia, Embriologia*, 29(5), 291293.

Assan, N. (2013). Biopredição do peso corporal e parâmetros de carcaça a partir de medidas morfométricas em gado e aves. *Revista Científica de Revisão*, 2(6), 140-150.

Ann, J. (2004). *Histologia Veterinária*. Capítulo 32. Universidade de Illinois.

Apandi, M., e Edwards, H.M. (1964). Studies on the composition of the secretions of the uropygial gland of some avian species (Estudos sobre a composição das secreções da glândula uropigial de algumas espécies de aves). *Poultry Science*, 43(6), 1445-1462.

Aptekmann, K.P., Artoni, S.M., Stefanini, M.A., e Orsi, M.A. (2001). Análise morfométrica do intestino de codornas domésticas (Coturnix coturnix japonica) tratadas com diferentes níveis de cálcio na dieta. *Anatomia, histologia, embriologia*, 30(5), 277-280.

Al-Tememy, H.S.A., Al-Jaff, F.K., Al-Mashhadani, E.H., e Hamodi, S.J. (2011). Efeito histológico da inclusão de diferentes níveis de óleo de coentros na dieta de frangos de carne no intestino delgado. *Revista de Ciências Agrícolas de Diyala*, 3(2), En1-En11.

Al-Daraji, H.J., Abdul-Hassan, I.A., Abmad, A.S., e Razuki, R.H. (2006). Effect of Uropygialectomy at two different ages on semen quality of white leghorn males. *The Iraqi Journal of Agricultural Sciences*, 37(1): 213 - 218. 2006.

Brush, A.H. (1993). A evolução das penas: Uma nova abordagem. *Biologia Aviária* 9: 121-162.

Bandyopadhyay, A., e Bhattacharyya, S.P. (1996). Influência da glândula uropigial das galinhas e dos seus componentes lipídicos secretórios no crescimento de bactérias da superfície da pele das galinhas. *Indian journal of experimental biology*, 34(1), 48-52.

Bandyopadhyay, A., e Bhattacharyya, S.P. (1999). Influência da glândula uropigial das galinhas e dos seus componentes lipídicos secretórios no crescimento de fungos da superfície da pele das galinhas. *Indian Journal of Experimental Biology*, 37(12), 1218-1222.

Bertness, M.D. (1991). Zonation of Spartina patens and Spartina alterniflora in New England salt marsh. *Ecology*, 72(1), 138-148.

Baumel, J.J., King, A.S., Breazile, J.E., Evans, H.E., e Vanden Berge, J.C. (1993). Handbook of avian anatomy: Nomina Anatomica Avium. Massachusetts. *Publicações do Nuttall*

Ornithological Club, Cambridge.

Bhattacharyya, S.P. (1972). A comparative study on the histology and histochemistry of uropygial glands. *La Cellule*, 69(2), 111.

Baddeley, A.J., Gundersen, H.J.G., e Cruz-Orice, L.M. (1986). Estimativa da área de superfície a partir de secções verticais. *Journal of Microscopy* 142: 259-276.

Bacon, W.L., Burke, W.H., Anthony, N.B., e Nestor, K.E. (1987). Growth Hormone Status and Growth Characteristics of Japanese quail Divergently Selected for Four-Week Body Weights1 [Estado das hormonas de crescimento e caraterísticas de crescimento das codornizes japonesas selecionadas de forma divergente para pesos corporais de quatro semanas]. *Poultry science*, 66(9), 1541-1544.

Bacon, W.L., Brown, K.I., e Musser, M.A. (1980). Changes in plasma calcium, phosphorus, lipids and estrogens in turkey hens with reproductive state. *Poultry Science.* 59:444-452.

Bacon, W.L., Vizcarra, J.A., Morgan, J.L.M., Yang, J., Liu, H.K., Long, D.W., e Kirby, J.D. (2002). Changes in plasma concentrations of luteinizing hormone, progesterone, and estradiol-17β in peripubertal turkey hens under constant or diurnal lighting. *Biology Reprod.* 67:591-598.

Bluhm, C.K., Phillips, R.E., e Burke W.H. (1983). Níveis séricos da hormona luteinizante (LH), prolactina, estradiol e progesterona em patos canvasback (Aythya valisineria) poedeiras e não poedeiras. *Gen. Comp. Endocrinol.* 52:1-16.

Calislar, T. (1986). Anatomia dos animais domésticos II. Dissecação do cavalo e da galinha. Istambul: *Faculdade de Medicina Veterinária, Universidade de Istambul*, 281-282.

Cater, D.B., e Lawrie, N.R. (1950). Some histochemical and biochemical observations on the preen gland. *The Journal of physiology*, 111(3-4), 231-243.

Chen, Y.H., Kou, M.J., Pan, F.M. e Lu, L.L. (2003). Efeitos da remoção da glândula uropigial sobre o desempenho do crescimento e as caraterísticas do plasma em gansinhos brancos romanos fêmeas de 3 a 10 semanas de idade. *Tunghai Journal.* vol. 44, p. 7-13.

Duncan, D.B. (1955). Multiple range and multiple F tests. *Biometrics*, 11(1), 1-42.

Elder, W.H. (1954). A glândula de óleo das aves. *The Wilson Bulletin*, 6-31.

Aughey, E., e F. L. Frye. (2001). Histologia veterinária comparativa com correlações clínicas,

Primeira edição. *Manson publishing / the veterinary press.*

Floch, J.Y., Morfin, R.F., Daniel, J.Y., e Floch, H.H. (1988). Metabolismo da testosterona e sua ativação dependente de testosterona na glândula uropigial de codorna. *Endocrine Research.* 14 (1): 93-107.

Fennell, M.J., e Scanes, C.G. (1992). Effects of androgen (testosterone, 5 α-dihydrotestosterone, 19-nortestosterone) administration on growth in turkeys. *Poultry Science.* 71: 539-547.

Floch, J.Y., Morfin, R., Picart, D., Daniel, J.Y., e Floch, H.H. (1985). Metabolismo da testosterona na glândula uropigial da codorna. *Steroids* 45 (5): 391-401.

Flower, R.J., Cheung, H.S., e Cushman, D.W. (1973). Quantitative determination of prostaglandins and malondialdehyde formed by the arachidonate oxygenase (prostaglandin synthetase) system of bovine seminal vesicle. *Prostaglandins*, 4(3), 325-341.

Goodwin, D. (1970). Pigeons and doves of the world (Publicação - Museu Britânico) (p. 446). *Trustees of the British Museum.*

Gonzales, A., Oporta M., Martinez A. e Lopez Y.C. (2000). Restrição alimentar e salbutamol no controlo da síndrome de ascite em frangos de carne: 1-

Desempenho produtivo e caraterísticas de carcaça. *Publicado Como Articulo en Agrociencia* 34(3), 283-292.

Gonzales, E., Buyse, J., Loddi, M.M., Takita, T.S., Buys, N. e Decuypere, E. (1998). Desempenho, incidência de perturbações metabólicas e variáveis endócrinas de frangos de carne machos com restrição alimentar. *British poultry science*, 39(5), 671-678.

Gutiérrez, A.M., Montalti, D., Reboredo, G.R., Salibiàn, A., e Català, A. (1998). Distribuição de Lindano e Perfis de Ácidos Gordos da Glândula Uropigial e do Fígado de Columba liviaapós Tratamento com Pesticidas. *Pesticide biochemistry and physiology*, 59(3), 137-141.

Gezici, M. (2002). Skin and epidermoidal features. *Anatomia das Aves Domésticas*, 222.

Getty, R. (1975). Sisson and Grossman's. *The anatomy of the domestic animals*, 1, 5. Londres. Toronto. 255-348.

Gaspers, Vincent. (1991). Teknik Penarikan Contoh untuk Penelitian Survey, *Tarsito, Bandung.*

Genstat. (2003). Genstat 5.0 Release 4.23DE. Lawes Agric, *Trust, Rothamsted Exp.* Stn., Reino Unido.

Gezici, M. (2002). Skin and epithermoidal features. Em Anatomy of Domestic Birds, Turquia: *Medisan pub-Lishing Company*, n.º 49. p. 222. Citado por Aslan, 2000.

Gonzales, A.J.M., Oporta, M.E.S., Pro-Martinez, A., e Lopez, Y.C. (2000). Restrição alimentar e salbutamol no controlo da síndrome de ascite em frangos de carne: 1-Desempenho produtivo e caraterísticas de carcaça. *Publicado Como Articulo en Agrociencia.* 34: 283-292.

Gonzales, E., Buyse, J., Loddi, M.M., Takita, T.S., Buys, N., e Decuypere, E. (1998). Desempenho, incidência de distúrbios metabólicos e variáveis endócrinas de frangos de carne machos com restrição alimentar. *Britsh Poultry Science.* 39: 671-678.

Gelis, S. (2006). Avaliação e tratamento do sistema gastrointestinal. *Clinical avian medicine*, 1, 411-440.

Girouard, H., e Savard, R. (1998). A falta de bimodalidade nos efeitos das prostaglandinas endógenas e exógenas na lipólise das células adiposas em ratos. *Prostaglandins.* 56: 43-52.

Humason, G.L. (1972). Animal tissue techniques. 3rd edn. W.H. *Freeman and Company, São Francisco*, pp 180-182.

Hayes, W.J., e Laws, R.R. (1991). *Handbook of Pesticide Toxicology*, Vol. п. Nova Iorque: Academic Pres, p. 791.

Hybro. (2004). História da Hybro. Sítio Web *(WWW.hybro.com).* E.mail (Hybro@euribrid.com).

Hassouna, E.M.A. (2001). Alguns estudos anatómicos e morfométricos sobre o trato intestinal da galinha, pato, ganso, peru, pombo, pomba, codorniz, pardal, garça, gralha, poupa, peneireiro e coruja. *Assiut Veterinary Medical Journal*, 44(88), 47-78.

Hodges, R.D. (1974). *The histology of the fowl Academic Press*, London, Kap. 2 "The Digestive System" S. 35-89.

Haddad, E.E., e Mashaly, M.M. (1990). Effect of thyrotropin-releasing hormone, triiodothyronine, and chicken growth hormone on plasma concentrations of thyroxine, triiodothyronine, growth hormone, and growth of lymphoid organs and leukocyte populations in immature male chickens. *Poultry science*, 69(7), 1094-1102.

Harden, R.L., e Oscar, T.P. (1993). Thyroid hormone and growth hormone regulation of broiler adipocyte lipolysis. *Poultry science*, 72(4), 669-676.

Ige, A.O., Akinlade, J.A., Ojedapo, L.O., Oladunjoye, I.O., Amao, S.R., e Animashaun, A.O. (2006). Efeito do sexo na inter-relação entre o peso corporal e as medidas lineares do corpo de frangos de carne comerciais num ambiente de savana derivado da Nigéria. In Proc. *11th Annual Conf. of the Animal Science Association of Nigeria* (pp. 1821).

Julian, R.J. (1997). Causas e prevenção da ascite em frangos de corte. *Zootecnica International*, 20, 52-53.

Jacob, J. (1992). Sistemática e análise dos lípidos tegumentares: a glândula uropigial. Bull. Br. *Ornithol. Club Suppl.* A, 112, 159-167.

Johnston, D.W. (1988). A morphological atlas of the avian uropygial gland. *Boletim do Museu Britânico de História Natural* (Zoologia) 54: 199259.

Julian, R.J. (1998). Problemas de crescimento rápido: ascite e deformações esqueléticas em frangos de carne. *Poultry Science* 77: 1773-1780.

Jacob, J., e Ziswiler, V. (1982). The uropygial gland. *Avian biology*, 6, 199-324.

Jacob, J., Eigener, U., e Hoppe, U. (1997). A estrutura das ceras da glândula preen de aves pelecaniformes contendo 3, 7-dimetiloctan-1-ol - um ingrediente ativo contra dermatófitos. *Zeitschrift für Naturforschung* C, 52(1-2), 114-123.

Jacob. (1976). Ceras de aves. Em Kolattukudy, PE. (Ed.). *Chemistry and Biochemistry of Natural Waxes. Amsterdam: Elsevier*. Pp. 93-146.

Jawad, H.S., Idris, L.H.B., Naji, S.A., Bakar, M.B., e Kassim, A.B. (2015). Ablação parcial do efeito da glândula uropigial no desempenho da produção de frango Akar Putra. *International Journal of Poultry Science*, 14(4), 213-221.

Julian, R.J. (1997). Causas e prevenção da ascite em frangos de corte. *Zootecnica International,* 20, 52-53.

Julian, R.J. (1998). Problemas de crescimento rápido: ascite e deformações esqueléticas em frangos de carne. *Poultry Science*. 77: 1773-1780.

King, A.S., e McLelland, J. (1985). Form and function in birds. *Londres, Grã-Bretanha:*

Academic Press. Pp: 1-52.

King, A.S. e Mclelland, J. (1984). *Birds Their Structure and Function*. Segunda edição. Baillie Tindall. Londres, Pp. 218_275.

Kennedy, R.J. (1971). Pesos das glândulas de Preen. *Ibis*, 113(3), 369-372.

Klasing, K.C. (1999). Avian gastrointestinal anatomy and physiology. *Em Seminars in Avian and Exotic Pet Medicine* (Vol. 8, No. 2, pp. 42-50). WB Saunders.

Kermanshahi, H., Nassiri, M.R., e Heravi Moussavi, A. (2010). Effect of feed restriction and different energy and protein levels of the diet on growth performance and growth hormone in broiler chickens. *Jornal de Ciências Biológicas*, 10.

Lucas, A.M., e Stettenheim, P.R. (1972a). Uropygial gland. Agriculture handbook, 362, 613-626.

Leeson, S., e Summers, J.D. (1997). *Commercial poultry Nutrition*, Second Edition University books, P. O. Box 1326, Guelph, Ontario, Canada.

Law-Brown, J., e Meyers, P.R. (2003). Enterococcus phoeniculicola sp. Nov., um novo membro dos enterococos isolado da glândula uropigial da poupa-de-bico-vermelho, Phoeniculus purpureus. *International journal of systematic and evolutionary microbiology*, 53(3), 683-685.

Lucas, A.M., e Stettenheim P.R. (1972b). Anatomia das aves. *Integumento. Agriculture Handbook* 362, Departamento de Agricultura dos EUA, Washington, D.C.

Menon, G.K., e Menon, J. (2000). Avian epidermal lipids: functional considerations and relationship to feathering. *American Zoologist*, 40(4), 540-552.

Mclelland, J. (1990). *A Color Atlas of Avian Anatomy*. Wolfe Publishing Ltd. Pp. 18.

Montalti, D., Gutierrez, A.M., Reboredo, G., e Salibian, A. (2000). Ablación de la glàndula uropigia y sobrevida de Columba livia. *Bollettino del Museo Civico di Storia naturale di Venezia* 50: 263266.

Moyer, B.R., Rock, A.N., e Clayton, D.H. (2003a). Teste experimental da importância do óleo de preen em pombas-da-rocha (Columba livia). *Auk*. vol. 120, no. 2, p. 490-496.

Montalti, D., e Saliban, A. (2000). Tamanho da glândula uropigial e habitat das aves. *Ornitologia Neotropical* 11:297_306.

McLelland, J. (1990). A colour atlas of avian anatomy. *Wolfe Medical Publications* Ltd. Pp. 18.

Montalti, D., Gutierrez, AM., Reboredo, G., e Salibian, A. (2000). Ablación de la glàndula uropigia y sobrevida de Columba livia. *Bollettino del Museo Civico di Storia naturale di Venezia*, vol. 50, p. 263-266.

Montalti, D., Quiroga, A., Massone, A., Idiart, J.R., e Salibiàn, A. (2001). Estudos histoquímicos e histoquímicos de lectinas na glândula da pomba-das-rochas Columba livia. *Revista Brasileira de Ciências Morfológicas* 18, 33 -39.

Montalti, Ontalti, D., Gutierrez, A.M., e Salibian, A., (1998). Técnica quirùrgica para la ablación de la glàndula uropigia en la paloma casera Columba livia. *Revista Brasileira de Biologia.* vol. 58, no. 2, p. 193196.

Moyer, B.R., Pacjka, A.J., e Clayton, D.H. (2003b). How birds combait ectoparasites. *Current Ornithology.* 117.

Montalti, D., Gutiérrez, A.M., Reboredo, G.R., e Salibiàn, A. (2006). A remoção da glândula urogenital não afecta os níveis séricos de lípidos, colesterol e cálcio no pombo-das-rochas Columba livia. *Ata Biologica Hungarica.* 57, 295-300.

Montalti, D., Quiroga, A., Massone, A., Idiart, J.R., e Salibiàn, A. (2001). Estudos histoquímicos e histoquímicos de lectinas na glândula da pomba-das-rochas Columba livia. *Revista Brasileira de Ciências Morfológicas.* 18, 33 -39.

Montalti, Ontalti, D., Gutierrez, A.M., e Salibian, A., (1998). Técnica quirùrgica para la ablación de la glàndula uropigia en la paloma casera Columba livia. *Revista Brasileira de Biologia,* vol. 58, no. 2, p. 193196.

Montalti, D., Gutiérrez, A.M., Reboredo, G.R., e Salibiàn, A. 2006. A remoção da glândula urogenital não afecta os níveis séricos de lípidos, colesterol e cálcio no pombo-das-rochas Columba livia. *Ata Biologica Hungarica.* 57, 295-300.

Martin-Vivaldi, M., Ruiz-Rodriguez, M., José Soler, J., Manuel Peralta-Sànchez, J., Méndez, M., Valdivia, E., e Martinez-Bueno, M. (2009). Seasonal, sexual and developmental differences in hoopoe Upupa epops preen gland morphology and secretions: evidence for a role of bacteria. *Journal of Avian Biology*, 40(2), 191-205.

Mitchell, M.A., e Smith, M.W. (1991). The effects of genetic selection for increased growth rate on mucosal and muscle weights in the different regions of the small intestine of the domestic fowl (Gallus domesticus). Comparative Biochemistry and Physiology Part A: *Physiology*, 99(1), 251-258.

Muelling, C., e Buda, S. (2002). Morfologia e função do sistema digestivo do peru in: *4º Simpósio Internacional sobre Doenças dos Perus - Gießen*: DVG, S. 89-96.

Davidson, M.W., e Abramowitz, M. (2002).

www.micro.magnet.fsu.edu/micro/gallery/prostaglandin/prostaglandin .html

Nickel, R., Schummer, A., e Seiferle, E. (1977). The Skin Anatomy of the Domestic Birds (Anatomia da pele das aves domésticas). 2ª ed., Verlag Paul Parey. *Berlim e Hamburgo*.14-15.

Naji, S.A. (2001). Remoção da glândula uropigial e cautela da cabeça (método iraquiano) para converter galinhas não poedeiras em galinhas poedeiras. *Jornal Iraquiano de Ciências Agrícolas*, 32(5) '203-212. Citado por AI-Daraji *et al.*, 2006.

Naji, S.A., AI-Daraji, H.1., AI-Tikriti, B.T.O., e AI-Rawi, A.A. (2002). O efeito da uropigialectomia para remediar as galinhas não poedeiras caraterísticas produtivas incertas de galinhas locais iraquianas. *The Iraqi Journal of Agricultural Sciences*, 33(1):123-130. Citado por AI-Daraji *et al.*, 2006.

Nasrin, M., Siddiqi, M.N.H., Masum, M.A., e Wares, M.A. (2012). Estudos grosseiros e histológicos do trato digestivo de frangos de carne durante o crescimento e desenvolvimento pós-natal. *Jornal da Universidade Agrícola do Bangladesh*, 10(1), 69-77.

Prum, R.O., Torres, R., Williamson, S., e Dyck, J. (1999). Análise bidimensional de Fourier da queratina medular esponjosa de farpas de penas estruturalmente coloridas. Proceedings of the Royal Society of London B: *Biological Sciences*, 266(1414), 13-22.

Parmer, T.G., Carew, L.B., Alster, F.A., e Scanes, C.G. (1987). Thyroid function, growth hormone, and organ growth in broilers deficient in phosphorus. *Poultry Science*, 66(12), 1995-2004.

Proudman, J.A., Krishnan, K.A., e Maruyama, K. (1995). Ontogenia da hormona de crescimento da pituitária e do soro em perus em crescimento, medida por radioimunoensaio e ensaio de radiorreceptores. *Poultry science*, 74(7), 1201-1208.

Qureshi, M.A., e Havenstein, G.B. (1994). A comparison of the immune performance of a 1991 commercial broiler with a 1957 random bredred strain when fed typical 1957 and 1991 broiler diets. *Poultry Science* 73: 312-319.

Robinson, F.E., Classen H.L., Hanson J.A., e Onderka, D.K. (1992). Growth performance, feed efficiency and the incidence of skeletal and metabolic disease in full-fed and feed-restricted broiler and roaster chickens. *Journal of Applied Poultry Research* 1: 33-41.

Raud, H., e Faure, J.M. (1994). Welfare of ducks in intensive units (Bem-estar dos patos em unidades intensivas). Revue scientifique technique (*Gabinete Internacional das Epizootias*), 13(1), 119.

Rosenberg, L.E. (1941). Microanatomy of the duodenum of the turkey. *Hilgardia*, 13(11), 623-654.

Robinson, F.E., e Renema, R. A. (2000). Alberta Poultry Research Centre, University of Alberta Edmonton, *AB, Canada* T6G 2P5. www.spottedcowpress.ca/chapters/02FemaleAnatomy.pdf

Schultz, A., Laschat, S., Morr, M., Diele, S., Dreyer, M., e Bringmann, G. (2002). Ácidos alcanóicos altamente ramificados da cera da glândula preen do ganso doméstico como blocos de construção para trifenilenos quirais. *Helvetica chimica ata*, 85(11), 3909-3918.

Sara, Q., Malentacchi, C., Delfino, C., Brunasso, A.M.G., e Delfino, G. (2006). Evolução adaptativa de linhas de células secretoras na pele de vertebrados. *Caryologia*. 59: 187-206.

Sawad, A.A. (2006a). Estudo morfológico e histológico da glândula uropigial da galinha-d'angola (G. gallinula C. Choropus). *Revista internacional de ciência avícola*, 5(10), 938-941.

Soler, J.J., Peralta J.M., Martin A.M., Martin V.M., Martinez, B.M., e M0ller, A.P. (2012). A evolução do tamanho da glândula uropigial: os ácaros mutualistas das penas e a secreção uropigial reduzem as cargas bacterianas das cascas dos ovos e as falhas de eclosão das aves europeias. *Journal of evolutionary biology*, 25(9), 1779-1791.

Schultz, A., Laschat, S., Morr, M., Diele, S., Dreyer, M., e Bringmann, G. (2002). Ácidos alcanóicos altamente ramificados da cera da glândula preen do ganso doméstico como blocos de construção para trifenilenos quirais. *Helvetica chimica ata*, 85(11), 3909-3918.

Scott, M.L., e Dean, W.F. (1991). *Nutrição e maneio dos patos*. 12.

Sisson, S., (1975). The Anatomy of Domestic Animals, 5ª ed., W. B. *Saunders Company*. pp. 2099_2093. London.

Stettenheim, P.R. (2000). The integumentary morphology of modern birds an overview (A morfologia tegumentar das aves modernas: uma visão geral). *American Zoologist*, 40(4), 461-477.

Sawad, A.A. (2006b). Discerning adaptive value of seasonal variation in preen waxes: comparative and experimental approaches. *Ata Zoologica Sinica*, vol. 52, suppl, p. 272-275.

Shawkey, M.D., Pillai, S.R., e Hill, G.E. (2003). Guerra química? Effects of uropygial oil on feather-degrading bacteria. *Journal of Avian Biology*, 34(4), 345-349.

Steel, R.G.D., e Torrie, J.H. (1980). Principles and Procedures of Statistics: *A Biometrical Approach*. 2ª Ed. McGraw - Hill Book Co., NY.

Salibian, A., e Montalti, D. (2009). Aspectos fisiológicos e bioquímicos da glândula uropigial de aves. *Revista Brasileira de Biologia*. 69(2), 437-446.

Stettenheim, P.R. (2000). A morfologia tegumentar das aves modernas - uma visão geral. *American Zoologist*, 40(4), 461-477.

Scott, B. (1982). Clave del observador de aves. In S.A. Omega, ed., Barcelona. Pp: 13.

Soler, J.J., Peralta-Sânchez, J.M., Martin-Platero, A.M., Martin-vivaldi, M., Martinez-Bueno, M., e MOller, A.P. (2012).The evolution of size of the uropygial gland: mutualistic feather mites and uropygial secretion reduce bacterial loads of eggshells and hatching failures of European birds. *Journal of Evolutionary Biology*. doi:10.1111/j.1420-9101.2012.02561.x

Scanes, C.G., Telfer, S.B., Hackett, A.F., Nightingale, R., e Sharifuddin, B.A.K. (1975). *Effects of growth hormone on tissue metabolism in broiler chicks (Efeitos da hormona do crescimento no metabolismo dos tecidos em pintos de carne*).

Scanes, C.G., Harvey, S., Marsh, J.A., e King, D.B. (1984). Hormonas e crescimento em aves de capoeira. *Poultry Science*, 63(10), 2062-2074.

Sakamoto, K., Hirose, H., Onizuka, A., Hayashi, M., Futamura, N., Kawamura, Y., e Ezaki, T. (2000). Estudo quantitativo das alterações da morfologia intestinal e do gel de muco na nutrição parentérica total em ratos. *Journal of Surgical Research*, 94(2), 99-106.

Starling, M.B., e Elliott, R.B. (1974). The effects of prostaglandins, prostaglandin inhibitors, and oxygen on the closure of the ductus arteriosus, pulmonary arteries and umbilical vessels in vitro. *Prostaglandins*, 8(3), 187-203.

Sugimoto, Y., Ohta, Y., Morikawa, T., Yamashita, T., Yoshida, M., e Tamaoki, B. I. (1990). Metabolismo in vitro da testosterona no tecido hepático da galinha (Gallus domesticus). *Journal of steroid biochemistry*, 35(2), 271-279.

Sturkie, P.D. (1986). Avian Physiology. 4th edn. *Springer-Verlag, Nova Iorque, Berlim, Heidelberg*, Tóquio.

Steimer, T., e Hutchinson, J. B. (1981). Controle metabólico da ação comportamental dos andrógenos no cérebro da pomba: inativação da testosterona por redução de 5 β. *Brain Research*: 189:209.

Sharp, P.J. (1983). Hypothalamic control of gonadotropin secretion in birds (Controlo hipotalâmico da secreção de gonadotrofinas em aves). Páginas 124-176 em: Progress in Nonmammalian Brain Research, Vol. 3. CRC Press, *Inc.*, Boca Raton, FL. *Boca Raton, FL.*

Taylor, R.D., e Jones, G.P.D. (2004). A incorporação de cereais integrais em dietas peletizadas para frangos de carne. II. Caraterísticas gastrointestinais e da digesta. *British poultry science*, 45(2), 237-246.

Tsafriri, A., Lindner, H.R., Zor, U., e Lamprecht, S.A. (1972). Physiological role of prostaglandins in the induction of ovulation (Papel fisiológico das prostaglandinas na indução da ovulação). *Prostaglandins*, 2(1), 1-10.

Vincze, O., Vàgàsi, C.I., Kovâcs, I., Galvàn, I., e Pap, P.L. (2013). Fontes de variação no tamanho da glândula uropigial em aves europeias. *Biological Journal of the Linnean Society*, 110(3), 543-563.

Verdal, H., Mignon-Grasteau, S., Jeulin, C., Le Bihan-Duval, E., Leconte, M., Mallet, S., e Narcy, A. (2010). Medidas do trato digestivo e adaptação histológica em linhas de frangos de carne divergentemente selecionadas para a eficiência digestiva. *Poultry science*, 89(9), 1955-1961.

Vasilatos-Younken, R., e Scanes, C.G. (1991). A hormona de crescimento e os factores de crescimento semelhantes à insulina no crescimento das aves: necessários, óptimos ou ineficazes? *Poultry science*, 70(8), 1764-1780.

Vasilatos-Younken, R., Wang, X.H., Zhou, Y., Day, J.R., McMurtry, J.P., Rosebrough, R.W., e Tomas, F. (1999). New insights into the mechanism and actions of growth hormone (GH) in poultry. *Domestic animal endocrinology*, 17(2), 181-190.

Wepruk, J., e Church, S. (2003). Equilíbrio entre produção e bem-estar. Complex animal care issues. *Alberta Farm Animal Care* (AFAC). Associação 2-8.

Wang, C.Y., Wang, Y., Li, J., e Leung, F.C. (2006). Expression profiles of growth hormone-releasing hormone and growth hormone-releasing hormone recetor during chicken embryonic pituitary development. *Poultry science*, 85(3), 569-576.

William, J., e Linda, M. (2000). Color atlas of veterinary histology, segunda edição, *Awolter Klumer Company*.

Walzem, R.L. (1996). Lipoproteínas e galinhas poedeiras: A forma segue a função. Poultry. *Avian Biology Rev*. 7:31-64.

Wiltbank, M.C., Gallagher, K. P., e Dysko, R.C. (1989). Regulação do fluxo sanguíneo para o corpo lúteo de coelho: Effects of estradiol and human chorionic gonadotropin. *Endocrinology* 124:605-611.

Yamauchi, K.E., e Isshiki, Y. (1991). Scanning electron microscopic observations on the intestinal villi in growing White Leghorn and broiler chickens from 1 to 30 days of age. *British Poultry Science*, 32(1), 67-78.

Yamauchi, K., Nakamura, E., e Isshiki, Y. (1993). Desenvolvimento das vilosidades intestinais associado ao aumento da mitose das células epiteliais em galinhas. *Animal Science and Technology* (Japão).

Yamuachi, K., Yamamoto, K., e Isshiki, Y. (1995). Alterações morfológicas das vilosidades intestinais e das células epiteliais absorventes em cada parte do intestino em galinhas em jejum. *Japanese Poultry Science*. 32:241251.

Yamauchi, K.E. (2002). Review on Chicken Intestinal Villus Histological Alterations Related with Intestinal Function (Revisão das alterações histológicas das vilosidades intestinais das galinhas relacionadas com a função intestinal). *The Journal of Poultry Science*, 39(4), 229-242.

Zheng, J.X., Liu, Z.Z., e Yang, N. (2007). A deficiência do recetor da hormona do crescimento não afecta a reprodução masculina em galinhas anãs. *Poultry science*, 86(1), 112-117.

Ziswiler, V., e Farner, D.S. (1972). Digestão e sistema digestivo. *Biologia das aves*. Vol 2. pp: 343-430. Imprensa académica. Londres.

APÊNDICES

PREPARAÇÃO QUÍMICA PARA MICROSCOPIA ÓPTICA

1- Formalina tamponada neutra a 10% (NBF)

Formalina (37-40%Formaldeído) 100,00 ml

Fosfato de Sódio Monobásico4 ,00 g

Fosfato de Sódio Dibásico (anidro) 6,50 g

Água destilada900 ,00 ml

Dissolver o fosfato de sódio monobásico e o fosfato de sódio dibásico em 900 ml de água destilada e adicionar 100 ml de formalina a 40%.

2- Hematoxilina e eosina de Harris

Hematoxilina1 .0g

Alúmen de potássio (KAI ($SO_4)_2.12H_2O$) 20g

Óxido de mercúrio0 ,5g

Álcool etílico10 ml

Água destilada200 ml

Dissolver a hematoxilina em álcool etílico. Dissolver o alúmen de potássio em água e ferver. Adicionar a hematoxilina e ferver ½ minuto. Adicionar óxido de mercúrio. Arrefecer rapidamente. Adicionar algumas gotas de ácido acético.

Eosina

Eosina Y (C.I. 45380) 1.0 g

Dicromato de potássio0 ,5 g

Ácido pícrico aquoso saturado10 .0ml

Álcool etílico absoluto10 .0ml

Água destilada80 .0ml

Ácido acético1 gota

Procedimento

1- Xileno: 2-3 minutos (duas mudanças).

2-Álcool absoluto: 2-3 minutos.

3- Álcool a 95%: 2-3 minutos.

4- Álcool a 80%: 2-3 minutos.

5- Álcool a 75%: 2-3 minutos.

6- Água corrente: 3 minutos.

7- Hematoxilina de Harris: 2-5 minutos. Verificar após 1 minuto.

8- Água corrente: 3-5 minutos.

9- Contracoloração: eosina ou floxina B aquosa a 0,5%.

10-Desidratação através de séries de álcool 70%, 95%, álcool absoluto.

11- Xileno: 2-3 minutos, duas mudanças.

12- Montar o meio e adicionar o vidro de cobertura.

LISTA DE PUBLICAÇÕES

Jawad, H.S., Idris, L.H.B., Naji, S.A., Bakar, M.B., e Kassim, A.B. (2015). Ablação parcial do efeito da glândula uropigial no desempenho da produção de frango Akar Putra. *International Journal of Poultry Science*, 14(4), 213-221.

Jawad, H.S., Idris, L.H.B., Bakar, M.B., e Kassim, A.B. (2015). Alterações anatômicas do sistema digestivo de frango Akar Putra após ablação parcial da glândula uropigial. *Jornal Americano de Ciências Animais e Veterinárias*.

Jawad, H.S., Idris, L.H.B., Bakar, M.B., e Kassim, A.B. (2016). Ablação parcial dos efeitos da glândula uropigial na concentração da hormona de crescimento e no aspeto histométrico do sistema digestivo do frango Akar Putra. *Poultry Science*. doi: 10.3382/ps/pev444.

Jawad, H.S., Idris, L.H.B., Naji, S.A., Bakar, M.B., e Kassim, A.B. (2015). Alterações Anatómicas do Sistema Digestivo da Galinha Akar Putra após Ablação Parcial da Glândula Uropigial. Trabalho participado como poster na *2^{ed} Conferência Científica da Associação Mundial de Avicultura Veterinária e da Associação Mundial de Ciência Avícola (Secção da Malásia)*, "Enhancing Innovation in Poultry Health and Production", ISBN 978-983-2408-28-4 21-22th setembro de 2015. Centro de Convenções de Kuala Lumpur.

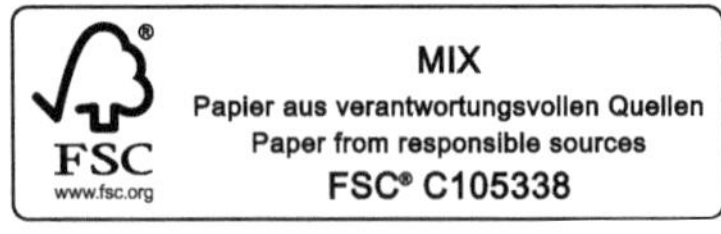

Printed by Books on Demand GmbH, Norderstedt / Germany